西安交通大学 XI'AN JIAOTONG UNIVERSITY 医学部本科教改项目

组织学与胚胎学
实验教程

主　编　吴晓林　西安交通大学
　　　　周劲松　西安交通大学
副主编　田　宏　西安交通大学
　　　　寇　博　西安交通大学第一附属医院
　　　　李媛洁　西安交通大学
编　者　（按姓氏笔画排序）
　　　　马延兵　西安交通大学
　　　　计胜峰　西安交通大学
　　　　乔一帆　西安交通大学
　　　　刘　凯　西安交通大学第一附属医院
　　　　闫继东　西安交通大学
　　　　许　颖　西安交通大学
　　　　张建水　西安交通大学
　　　　张晓田　西安交通大学
　　　　武　捷　西安交通大学
　　　　苟　玮　西安交通大学
　　　　周昭悦　哈尔滨医科大学附属肿瘤医院
　　　　胡海波　西安交通大学
　　　　宫惠琳　西安交通大学第一附属医院
　　　　高　丹　西安交通大学
　　　　常珂玮　西安交通大学
　　　　路　明　西安交通大学
秘　书　胡海波　西安交通大学

西安交通大学出版社
XI'AN JIAOTONG UNIVERSITY PRESS

国家一级出版社
全国百佳图书出版单位

图书在版编目(CIP)数据

组织学与胚胎学实验教程/吴晓林，周劲松主编. —西安：西安交通
大学出版社，2021.8(2022.9 重印)
ISBN 978 - 7 - 5693 - 2219 - 4

Ⅰ.①组… Ⅱ.①吴… ②周… Ⅲ.①人体组织学-实验-医学
院校-教材 ②人体胚胎学-实验-医学院校-教材 Ⅳ.①R32 - 33

中国版本图书馆 CIP 数据核字(2021)第 135383 号

书　　名	组织学与胚胎学实验教程
主　　编	吴晓林　周劲松
责任编辑	赵丹青
责任校对	秦金霞
出版发行	西安交通大学出版社
	(西安市兴庆南路 1 号　邮政编码 710048)
网　　址	http：//www.xjtupress.com
电　　话	(029)82668357　82667874(市场营销中心)
	(029)82668315(总编办)
传　　真	(029)82668280
印　　刷	西安日报社印务中心
开　　本	787mm×1092mm　1/16　**印张** 6.25　**彩页** 3　**字数** 101 千字
版次印次	2021 年 8 月第 1 版　2022 年 9 月第 2 次印刷
书　　号	ISBN 978 - 7 - 5693 - 2219 - 4
定　　价	28.00 元

前言

　　组织学与胚胎学是一门重要的医学基础课，组织学主要讲授人体各个器官和组织的微细结构及相关功能，在实验课中多以验证性实验为主。胚胎学主要讲授人体正常和异常发生发育的基本形态学变化和机制。因此，本课程是医学生后续学习生理学、病理生理学和病理学等课程的基础。

　　组织学实验教学包括显微镜的使用、组织切片的制备、人体各个组织和器官的显微结构观察，以及在数字切片扫描系统的辅助下对组织学切片的观察等；胚胎学实验教学主要以模型、标本讲解为主。本教材将显微镜使用和显微摄影、切片制备染色和数字切片扫描系统等内容放在绪论部分，然后分章节介绍实验课中学生需掌握的主要内容，并在内分泌系统、消化管和泌尿系统等实验中增加了相应的 PBL 案例，以鼓励学生参与讨论式教学。本教材共计 19 个实验，和以往传统实验指导相比，组织学部分增加 12 幅示意图、3个 PBL 案例，胚胎学部分增加 8 个二维码（链接视频），力图将本书编成一本符合教学大纲、符合培养目标、与主教材相互配合、学生喜爱的实验教程。

　　本教材适合临床医学、口腔医学、法医学、预防医学和基础医学等专业的本科生使用，同时也可作为医学各专业研究生的参考书。

　　感谢西安交通大学出版社在教材出版过程中的大力支持，同时感谢西安交通大学医学部的专项资助。衷心感谢宋天保教授对本教材的悉心指导和帮助。

　　本教材不足之处，敬请不吝指正。

西安交通大学医学部

吴晓林　周劲松

2021 年 3 月 20 日

目 录
Contents

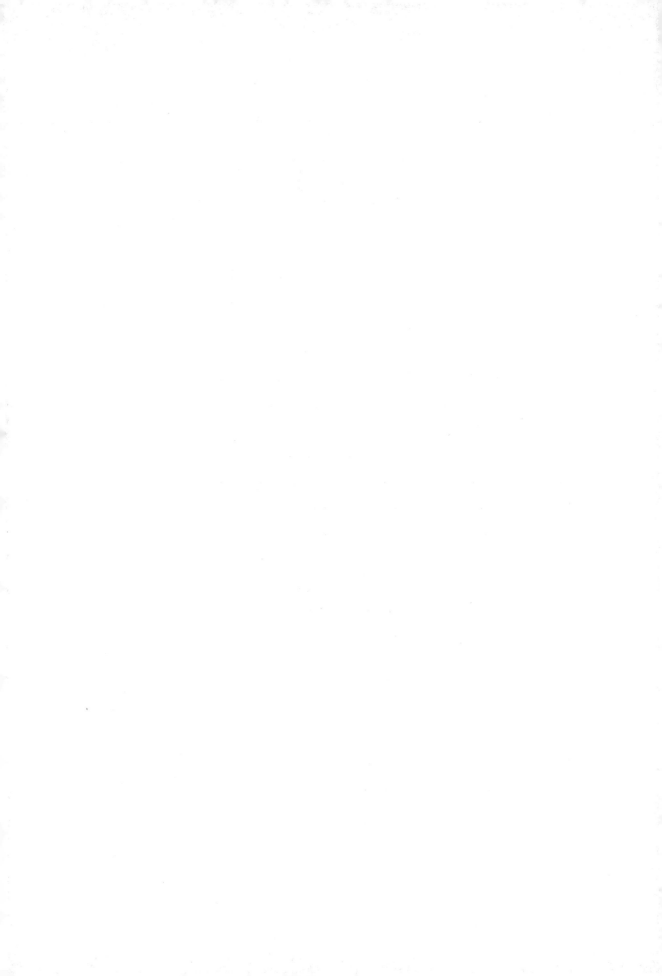

实验一　组织学绪论

一、组织学实验的目的

组织学与其他基础医学课程一样，在教学过程中，由理论课程及实验课程两个部分组成。在组织学实验中，通过实验操作及观察，不但能验证与巩固学生所学得的理论知识，而且能加深学生对所学内容的理解。同时，通过对各种组织切片标本的观察，能培养学生观察、比较、分析以及综合各种客观现象的思维方法和独立思考能力。

二、实验要求

(1)掌握组织标本制备的主要步骤。

(2)学习显微镜的构造及使用方法。

(3)学会 MOTIC 数字切片浏览系统的使用方法。

三、实验内容

(一)录像示教

示教内容包括组织学标本制作及显微镜观察方法。

(二)组织标本制作原理及过程

1. 组织取材

(1)注意事项。

1)保持器械锋利、清洁。

2)快速、准确地采集组织标本。

3)避免人为损伤组织标本。

4)组织取材最好在低温(0~4 ℃)下进行。

(2)标本尺寸。为使固定液彻底渗透组织标本，标本应小而薄。一般情况下，用于光学显微镜研究的标本大小约为 $1\ cm \times 1\ cm \times 0.5\ cm$，而大多数电子显微镜研究的标本小于 $1\ mm^3$。

2. 固定

固定指用一种或几种特殊的化学试剂(固定剂)处理标本，以长久保留组织存活时的结构和化学成分。标本从机体取出后应立即固定。

(1)固定目的。固定应尽可能保留存活状态下的组织和细胞以便进行后续处理。固定的目的如下。

1)抑制自溶：组织与机体分离后，溶酶体结构因为缺氧而破裂，释放溶酶体酶，从而导致细胞损伤，这一过程称为自溶。固定液可使溶酶体酶失活，抑制自溶。

2)防止分解：因为很多试剂能分解组织中的化学物质，所以组织成分会在标本制备过程中被分解，而固定液能与组织中大分子物质反应并生成沉淀。

3)避免腐败：固定液能固定蛋白质从而杀死细菌。

4)减少损伤：固定液能使细胞骨架蛋白更稳定。

5)硬化组织：固定液可使软组织变硬，有利于切片。

6)改变折射率：固定在一定程度上改变了细胞和组织成分的折射率，使结构更容易辨别。

7)增强染色：从某种意义上说，有的固定液会因某些原因增强组织的染色效果。

(2)固定对象。固定液主要与蛋白质进行反应，其成分可与蛋白质间的化学键发生反应并形成沉淀，并可防止蛋白质变性。

一般来说，脂质、糖及糖类化合物、核酸和其他大分子物质常与不同种类的蛋白质结合，因而也会被固定。

(3)固定液特性。固定液通常具有以下特性：

1)固定液能很快穿透组织和细胞，但不改变组织结构。

2)固定液应尽可能避免引发组织肿胀和收缩。

3) 标本可在固定液中保存较长时间。

(4) 固定方法。

1) 浸泡固定：浸泡固定又叫浸入固定。进行此种固定时，应遵循以下步骤：固定过程在 0～4℃下进行；在玻璃容器底部放置数层纱布和脱脂棉；然后将标本放置于固定液中至少数小时。

2) 灌注固定：固定液由心血管系统经全身或某一器官注入，活细胞会迅速在原位固定。将固定液注入心血管系统之前，应用含有适量肝素的缓冲液或生理盐水处理血液。根据不同标本选择固定液的用量和灌注压。灌注固定后收集组织标本，必要时应浸入相同的固定液中。

3) 培养细胞固定和涂片固定：对于单层培养，应从培养板上取下盖玻片再进行固定。对于悬浮培养，应离心浓缩后制成涂片，再将涂片固定于固定液中。通常载玻片使用前需涂上黏附剂，以防组织切片脱落。

(5) 常用固定液。

1) 单纯固定液：由单一化学物质构成。常用的单纯固定液包括甲醛、乙醇、冰醋酸、苦味酸、双色钾、锇酸、氯化汞、丙酮等。甲醛、乙醇和丙酮常用作单纯固定液，其他常用作混合固定液的成分。

2) 混合固定液：单纯固定液可固定细胞或组织中的某一特定部分或化学成分，若细胞和组织中的多种成分需同时固定，则必须引入多种化学物质配制的混合固定液。混合固定液中的不同化学物质在功能上互补，可获得比较完美的固定效果。常用的混合固定液有 Zenker 固定液、Carnoy 固定液、Bouin 固定液、Gendre 固定液、多聚甲醛-戊二醛固定液、酒精-丙酮固定液等。

(6) 固定液的选择：固定液的选择需依据固定物的性质而定。如甲醛是多种组织或细胞的良好固定液，其保存脂质和酶的能力优于其他固定液；戊二醛和四氧化锇能很好地保存细胞超微结构，可应用于电子显微镜技术；丙酮和乙醇能很好地保存多糖和蛋白质；Carnoy 酸性固定液适用于 RNA 的固定。

有时为避免固定液对组织内某些化学物质（如酶）的损伤，不建议直接固定或冰冻切片新鲜样本，可在孵化或显色反应后再固定切片。另外，标本可以在冰冻切片后稍加固定，然后进行孵育和显色处理，但这可能会引起颜色扩散，需设计对照试验。

3. 组织冲洗、脱水和透明

（1）冲洗。渗入样品的固定液必须在固定后彻底清洗。否则，剩余的固定液会影响脱水和染色效果。此外，剩余固定液可能导致组织沉淀和结晶，从而影响观察结果。冲洗时应注意以下几点。

1）如果固定液是酒精或酒精混合物，不需要冲洗。

2）用水配制的固定液应用流水冲洗干净。

3）如固定液为氧化剂，如四氧化锇、重铬酸钾、铬酸、铬酸盐等，应用流水将标本冲洗干净。

4）用含汞固定液固定的标本，应用水或酒精冲洗干净，然后用碘除去汞。

5）含苦味酸的固定液要用 70％酒精或水冲洗干净。

6）冲洗需缓慢轻柔，时间视固定液种类而定，一般为 10～24 小时。

（2）脱水。标本经固定和冲洗后含有大量水分。水不能与透明剂或包埋剂混合，且会阻碍其渗入样品。因此要脱水以去除样本中的水分。脱水有利于透明、浸蜡和永久保存样本。

脱水剂必须能够以任何比例与水混合。如果脱水剂可以溶于石蜡（如正丁醇），则可在脱水后将样品直接浸入蜡中。如果脱水剂（如乙醇和丙酮）不溶于石蜡，则样品在用石蜡处理前需要先用二甲苯清除水分。

一般应将脱水剂配成各种不同的浓度。标本经由低浓度到高浓度脱水剂的逐级处理，使组织内水分逐渐减少，从而避免其强烈收缩或变形。

（3）透明。大部分脱水剂不能与石蜡混合。因此，需要一种既能与脱水剂混合又能与石蜡混合的试剂，此种试剂逐渐渗入组织的同时能取代脱水剂，当其完全取代脱水剂时，光线可穿透标本，使标本呈现不同程度的透明状态，此过程称为透明。此试剂称为透明剂。透明的目的是便于石蜡包埋。

所有透明剂，如二甲苯、甲苯、苯、氯仿、冬青油和雪松油，均可溶于石蜡。常用的透明剂有二甲苯、氯仿等。

4. 包埋

标本经脱水和透明后，将用于光学显微镜技术的石蜡或用于电子显微镜技术的环氧树脂渗入标本内部，以支撑和硬化标本，便于切片，这个过程称为包埋。

优秀的包埋介质必须具有以下属性：包埋剂将组织完全浸泡后，能从液态转变为固态；液体包埋剂易渗入组织，不与组织成分反应，不提取或溶解细胞成分；当包埋剂变为固态时，标本体积无明显变化；包埋剂具有良好的切割性能，如均匀、牢固，有可塑性和弹性；染色前，包埋剂易于去除且不妨碍染料渗入标本。

(1)用于光学显微镜技术的包埋介质。用于光学显微镜检查的理想包埋剂是石蜡。石蜡在室温下为半透明的晶体。石蜡根据熔点分为软蜡和硬蜡。软蜡的熔点为 52～56 ℃，硬蜡的熔点为 60～62 ℃。硬蜡应在较高温度下使用，软蜡应在较低温度下使用。硬蜡和软蜡分别用于切割薄切片和厚切片。在包埋过程中，将标本依次浸入石蜡Ⅰ（石蜡和二甲苯混合物）、石蜡Ⅱ和石蜡Ⅲ中。石蜡包埋的关键在于温度。

(2)用于电子显微镜技术的包埋介质。用于电子显微镜检查的理想包埋剂应具有以下特性：

1)介质容易穿透组织。

2)介质聚合后应为均质。

3)聚合后介质体积变小。

4)介质对电子轰击具有耐受性。

5)介质在高温下不变形。

6)介质保持良好的细微结构。

7)包埋剂在电镜下无可见结构。

8)介质具有良好的切割性能。

电子显微镜常用的包埋介质是环氧树脂。环氧树脂是环氧氯丙烷和多羟基化合物的聚合物，是一种热塑性树脂。环氧树脂本身不能聚合成块，其必须与一定量的固定液混合，在高温下形成不可逆的黄褐色固体。

5. 切片

组织切片法通常包括石蜡切片法和冰冻切片法等。

(1)石蜡切片法：石蜡切片法容易获得极薄的组织切片(通常为 5～10 μm)，也易于制作连续切片。经石蜡包埋的组织块可以永久保存。石蜡切片法可改变组织内部的化学反应，导致蛋白质变性、酶失活。

(2)冰冻切片法：冰冻切片法是一种在低温条件下使组织快速冷冻到一定的硬度，然后进行切片的方法。其特点是能较好地保存酶的活性及抗原的免疫活性，特别是对热、弱酸、碱、有机溶剂等比较敏感的酶和抗原，能较好地保持其活性。冰冻切片法制作过程较石蜡切片法快捷、简便，是酶组织化学和免疫组织化学染色中最常用的切片方法。固定和未固定的组织标本都可作冰冻切片。

在冰冻切片过程中，组织中的水分容易形成冰晶，从而影响酶和抗原的定位。如果冰晶大而少，对组织结构影响较小；如果冰晶小而多，则对组织(特别是含水量较多的组织)影响较大，会破坏组织的微观结构。用以下方法可以减少冰晶的形成。

1)冲击冷却：冲击冷却指对新鲜或固定标本在很短的时间(如几秒钟)内进行深度冷却。该方法可减少冰晶形成，要求组织块较小且在冰冻切片 OCT 包埋剂(optimum cutting temperature compound)的保护下。OCT 包埋剂是聚乙二醇和聚乙烯醇的水溶性混合物，其作用是在低温下支撑组织，保护组织，减少组织的皱褶及碎裂。

2)冷冻保护：冷冻保护材料可溶于组织中的水分，从而降低冰点，防止样品遭受冻害，在冷冻状态下保持细胞和组织的活性。这些材料包括甘油、二甲基亚砜(DMSO)、蔗糖、甘露糖和聚乙烯吡咯烷酮(PVP)等。

6. 黏附

(1)黏附的必要性。一般扁平的新鲜组织切片可直接黏附于干净的载玻片上，黏附介质是不必要的。然而，在大多数情况下，切片需要在不同温度下用不同的化学溶液进行不同的处理，黏附介质是为了确保组织切片紧密地附着在载玻片上，以防止其在处理过程中脱落。但是，所用的黏附介质不能与实验中使用的化学试剂反应。

（2）黏附介质。

1）蛋白-甘油混合物：该混合物是组织学和某些组织化学、免疫组织化学实验中最常用的黏附介质。

2）铬明矾明胶：铬明矾明胶的优点为可牢固黏附于载玻片上，不影响染色，不受酸碱度的影响。

3）多聚赖氨酸：多聚赖氨酸在载玻片表面形成正电荷，与标本切片上的负电荷结合。因此组织切片能牢固黏附于经多聚赖氨酸处理的载玻片上。

7. 常用染色方法

染色的目的是改变切片中不同结构的折射率，以增加光学对比度。

（1）HE染色：苏木精（hematoxylin，H）和伊红（eosin，E）是组织学研究中最常用的染料。H是一种碱性的蓝色染料，被苏木精染色的结构称为嗜碱性结构。E是一种酸性的粉红色染料，被伊红染色的结构称为嗜酸性结构。还有一些结构被称为中性结构，因为其对这两种染料均不敏感，只显示轻微颜色改变（图1-1）。

（2）银染色：特殊结构中的银离子（Ag^+）很容易被还原成银颗粒，从而使结构被染成棕色或黑色，这些结构称为嗜银结构。可用于银染色的组织结构包括基底膜、网状纤维、神经原纤维等（图1-2）。

8. 封片及封固剂

用封固剂封固切片，既能使染色后的组织封固于载玻片和盖玻片之间，不直接与空气接触，避免其氧化褪色，长时间保存切片，又能使组织切片在封固剂的充实下，使其折射率和玻片的折射率保持相近，从而获得清晰的镜下图像。

封固剂应具有以下特性：能与透明介质充分混合，不影响染色效果，与载玻片的折射率相近，有一定的黏性。封固剂一般分为湿封剂和干封剂。

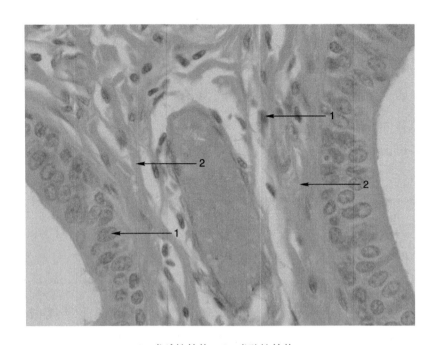

1. 嗜碱性结构；2. 嗜酸性结构。

图 1-1 下颌下腺（人，×100，HE 染色）

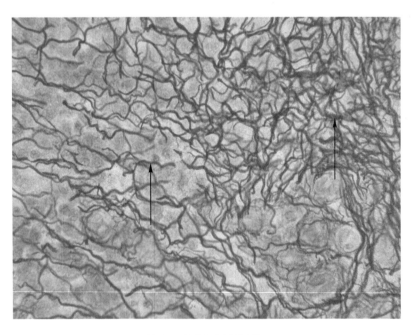

箭头显示嗜银网状纤维。

图 1-2 脾（家兔，×100，银染色）

(1)含水封固剂：某些染色组织不耐受酒精或二甲苯处理(如颜色溶于脂溶性溶剂)，只能采用含水封固剂封片，如甘油、甘油明胶和 Apath 糖浆等。含水封固剂用于封固未染色的组织、脂肪染色、异染染色、荧光染色等。此类封固剂使用方便，组织切片不必经过脱水、透明等步骤即可封固，操作简单迅速，但保存时间短，且含水封固剂折光率低，不利于微细结构的显示。

1)纯甘油：纯甘油通常用于封闭神经组织的运动终板，或用于上皮组织和脂肪组织的标本分离。

2)甘油明胶：将明胶加入蒸馏水中加热溶解，再加入适量甘油，放入冰箱保存可得到甘油明胶。甘油明胶的折射率高于甘油，且具有一定的硬度，使用时应加热溶解。

(2)无水封固剂：如中性树胶、大马树脂及人工树脂等，可用于石蜡、冰冻和火棉胶切片的封固。使用时组织切片必须经过酒精脱水和二甲苯透明等处理，否则切片中会出现云雾状混浊。无水封固剂封固的切片保存时间长。此外，因其折光率高，显微镜下观察到的微细结构比较清晰。

1)中性二甲苯树胶液：亦称中性树胶，是常用的无水封固剂，为无色或淡黄色的透明液体。中性树胶的透明度高，在很薄一层时几乎完全无色透明，折光率(1.52)近似于玻璃，用于封存 HE 染色的色彩鲜艳的切片。中性树胶干结后变硬，能把盖玻片和载玻片紧紧地粘在一起。其缺点是随着保存时间的延长，二甲苯逐渐氧化，产生苯甲酸及邻苯二甲酸，进而能使碱性染料褪色。因此中性树胶应保存于有色瓶中避免日光照射，并存放于暗处以防酸变。

2)加拿大树脂：为无水封固剂，是透明的淡黄色液体，可溶于二甲苯，易挥发，干燥较快。

9. 人工假象

从整个组织切片制备程序开始到结束的任何步骤都可能出现人工假象。

(1)组织损伤：由固定、冲洗、脱水、透明、包埋或切片持续时间和温度不当等引起(图 1-3)。

(2)组织折叠：由于黏附不当所致(图 1-4)。

(3)刀痕：由于刀刃上有微小缺口导致(图 1-4)。

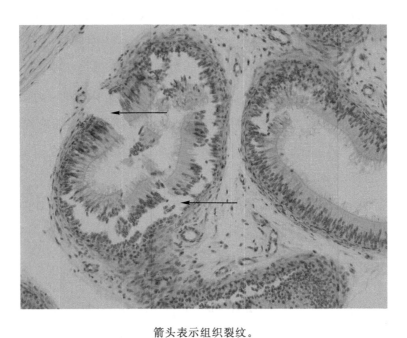

箭头表示组织裂纹。

图 1-3 附睾(人，×20，HE 染色)

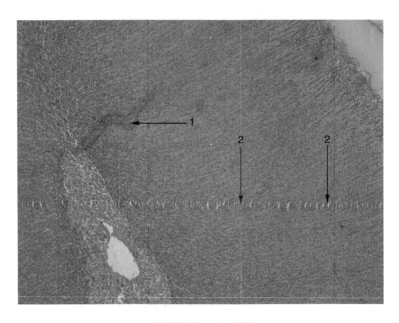

1. 组织折叠；2. 刀痕。

图 1-4 肾上腺(人，×20，HE 染色)

（4）污染：由环境污染造成（图 1-5）。

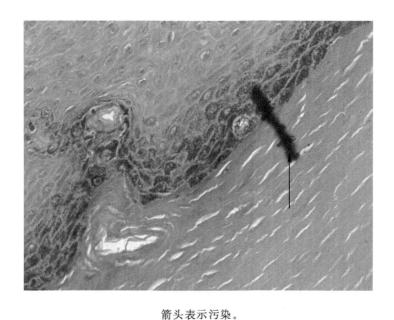

箭头表示污染。

图 1-5　皮肤（人手指，×40，HE 染色）

（5）染色不平衡：由于样本制备程序不当、染料质量不佳或时间较长导致染料褪色等所致（图 1-6）。

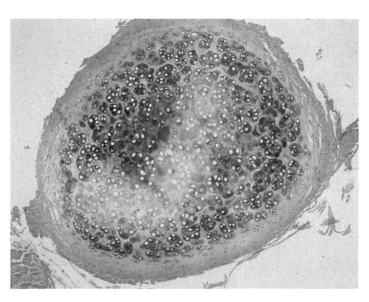

图 1-6　透明软骨（兔，×10，HE 染色）

（三）透射电镜标本制作原理及过程

以小肠上皮为例制作透射电镜标本（图1-7）。

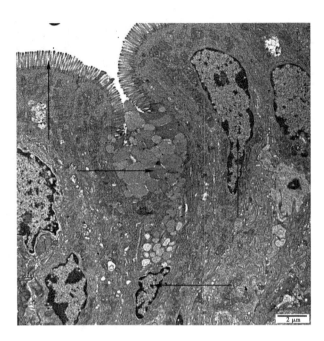

1. 微绒毛；2. 杯状细胞；3. 吸收细胞。

图1-7　小肠上皮（大鼠，×8000）

1. 取材

根据实验目的取材，要求部位准确，体积小于$2\ mm^3$。

2. 醛类固定

用2％～3％的戊二醛固定2小时。

3. 清洗

用磷酸缓冲液清洗3次，每次10分钟。

4. 锇酸固定

用1％～2％的锇酸固定2～3小时。

5. 清洗

用磷酸缓冲液清洗3次，每次10分钟。

6. 脱水

用50％、70％、80％、90％的乙醇溶液梯度脱水各15分钟，再用100％

的乙醇脱水 3 次，每次 30 分钟。

7. 置换

用环氧丙烷或丙酮置换 3 次，每次 30 分钟。

8. 浸渍

浸渍 10 小时以上，浸渍过程如下。

(1)首先使用丙酮∶包埋剂＝3∶1 的浸渍液浸渍(动物样品 1 小时，植物样品 2～3 小时)。

(2)其次使用丙酮∶包埋剂＝1∶1 的浸渍液浸渍(动物样品 1 小时，植物样品 2～3 小时)。

(3)之后使用丙酮∶包埋剂＝1∶3 的浸渍液浸渍(动物样品 4 小时，植物样品 12～24 小时)。

(4)最后使用纯包埋剂浸渍(动物样品 4 小时，植物样品 12～24 小时)。

9. 包埋

将样品放入盛有纯包埋剂的包埋板中。

10. 聚合

将包埋板先后置于 40 ℃、60 ℃的温度条件下各聚合 48 小时。

11. 修块

将包埋头修成梯形，且样品表面积小于 0.2 mm×0.2 mm。

12. 超薄切片

切片厚度为 50～90 nm。

13. 染色

铀盐染色 5～15 分钟，清洗。

14. 复染

铅盐复染 5～10 分钟，清洗。

(四)光学显微镜、MOTIC 数字切片浏览系统简介

1. 普通光学显微镜结构

(1)机械部分：底座、镜架、载物台(带有机械载物台和片夹)和调节系统(粗螺旋、细螺旋、物镜转换器、机械载物台旋钮)。

(2)光学部分：目镜、物镜、聚光器及反射镜。

1)目镜（10×）插入镜筒上端。

2)物镜（4×、10×、40×、100×）连接于物镜转换器，转而连接到镜筒下端。数值孔径（numerical aperture，NA）刻度位于镜头边缘。

3)聚光器在载物台下，其边缘有数值孔径刻度。反射镜和照明器安装在底座内。

4)客观分辨率（objective resolution，OR），指用物镜能分辨两个相邻点之间的最小距离。$OR = 0.61\lambda/NA$（λ 为波长，$NA = n \cdot \sin\theta$，n 为光介质的折射率）。增大 n 是减小 OR 值的简便方法，通常将 100 倍物镜（油镜）浸入香柏油（$n=1.53$）中使用（图 1-8）。

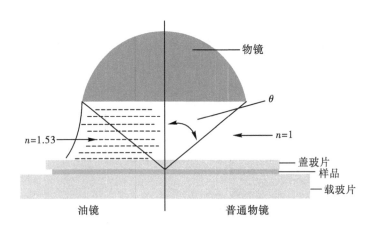

图 1-8 不同介质下物镜分辨率

2. 普通光学显微镜的使用

(1)使用步骤。

1)将标本置于载物台上，盖玻片朝上。通过转动机械载物台旋钮，将观察目标移动到中心。

2)打开灯，将物镜转换器旋转到 10 倍物镜（低倍），转动到合适位置会伴随"咔嗒"声。将聚光器升至最高位置，转动聚光器的光圈使其完全打开，同时打开底座上的视场光阑。

3)聚焦标本。

①缓慢转动粗螺旋升高载物台，使标本靠近物镜，同时侧面观察载

物台。

②从 10 倍目镜开始观察，慢慢移动载物台，直到图像聚焦。

③调节细螺旋，获得精确聚焦（清晰图像）。

4）Kohler 照明（图 1-9）。

①关闭视场光阑，视野中可见光阑开口的模糊图像。转动中心调节旋钮，将此图像移至中心。

②缓慢降低聚光镜，直到图像变得清晰。

③打开视场光阑，使光阑开口图像的边缘刚好在视野之外。

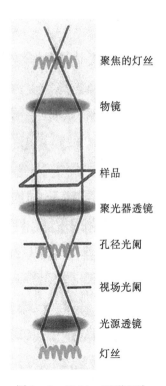

图 1-9　Kohler 照明理论

④将聚光镜孔径光阑调整到当前物镜孔径的 80%。

⑤白平衡（white balance，WB）是计算机摄像软件的功能之一，可确保通过软件获得的照片中颜色的对比度与载玻片中结构的真实颜色一致。应在拍摄显微照片之前进行白平衡（图 1-10）。

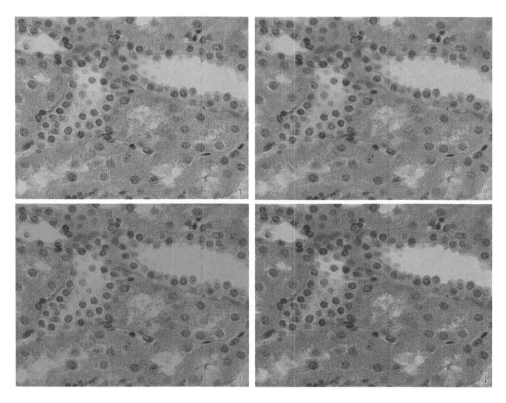

1、2、3 为同一结构没有经过白平衡的颜色，4 为经过白平衡后的真实颜色。

图 1-10 肾(小鼠，×40，HE 染色)

(2)注意事项。

1)观察始终遵循肉眼、低倍、高倍的顺序。肉眼观察能明确切片的一般形状、大小、染色及盖玻片所在位置等。低倍镜观察能确定切片的主要结构和总体组织学特征，从而确定切片性质。高倍镜用于细节观察，如观察细胞的微观结构。在使用高倍物镜观察前，应先将物体移至视野中心并聚焦。

2)始终保持盖玻片朝上。

3)必要时可旋转左侧目镜，针对单眼调节焦点。

4)比较显微镜下和 MOTIC 系统中的结构。

3. MOTIC 实验室系统的应用

(1)MOTIC 实验室系统简介。

1)MOTIC 实验室系统是一种新型、高容量、操作简便的组织学实验教学系统，主要由数码显微镜互动教室和数字全景切片网络浏览系统组成。

2)数码显微镜互动教室配有投影仪，数码显微镜适用于学生、教师的显微镜图像浏览软件。这些软件能显示低倍镜和高倍镜下标本的观察影像，并可在屏幕查看，有利于师生互动，也能拍摄更清晰的图像并存入数字图片库。

3)数字全景切片网络浏览系统由扫描显微镜和数字切片浏览软件组成，通过它可以收集整张切片的信息，并全景在线显示。每个切片的重要结构都按照统一标准进行标记，学生和教师可以随时随地利用鼠标滑动调节放大倍数实现全景观察切片并学习知识点。

4)数字全景切片网络浏览系统文件库中配有组织学实验测试习题集、混合切片集、电镜图片集和所有章节需要观察的组织切片集，完全可以满足学生预习、复习的需求。

(2)MOTIC 实验室系统的应用方式。课堂上，学生和老师可以在光镜下观察组织学标本，也可以浏览网站 http：//202.117.207.18/DSE，登录后，按照章节浏览组织学切片。

实验二　上皮组织

一、实验要求

(1)掌握并识别主要被覆上皮的形态结构特点。

(2)熟悉微绒毛、纤毛和细胞连接的电镜下结构。

(3)绘制高倍镜下的单层柱状上皮。

二、实验内容

(一)录像示教

内皮、间皮、单层立方上皮、单层柱状上皮、假复层纤毛柱状上皮、复层扁平上皮以及变移上皮。

(二)标本观察

1. 复层扁平上皮(stratified squamous epithelium)(人食管，HE 染色)

(1)肉眼：标本一侧的蓝紫色线条为上皮组织。

(2)低倍：上层细胞呈多层排列，与结缔组织邻接面凹凸不平。

(3)高倍：表层为多层扁平细胞，核扁平、染色深；中间层为多层多边形细胞，胞体较大，核圆形或卵圆形，染色浅；基底面为一层柱状细胞，核卵圆形，着色深。基膜不明显。

2. 单层柱状上皮(simple columnar epithelium)(猫小肠，HE 染色)

(1)肉眼：标本一侧有紫色锯齿状结构，即为小肠黏膜。

(2)低倍：黏膜面见许多指状突起，为绒毛。绒毛表面有一层细胞，其细胞核单层紧密排列，即为单层柱状上皮。柱状细胞间有空泡状结构，为杯状细胞。

(3)高倍：细胞呈高柱状，单层排列，边界不清。核长卵圆形，其长轴与细胞长轴一致，染色浅，细胞质被染成红色。杯状细胞的细胞质呈空泡状或淡红色，其核位于细胞质下方，多呈三角形，染色较深。柱状细胞游离面有一条深红色的细带，光镜下称为纹状缘（请思考其电镜下的结构特点）。对侧与深部结构组织邻接面为基底面，基膜不清楚。

3. 假复层纤毛柱状上皮（pseudostratified ciliated columnar epithelium）（人气管，HE 染色）

(1)肉眼：标本呈半环形结构，凹面表面为上皮细胞。

(2)低倍：细胞排列密集，互相邻接。细胞核较多，所在高度不同。上皮的基底面较平直。

(3)高倍：表层细胞呈柱状，其游离面有纤毛，细胞核位于细胞上部。基部细胞呈锥形，中间细胞呈梭形，细胞核位于中部，夹有杯状细胞（形态同上）。基膜较厚而明显，呈粉红色。

4. 变移上皮（transitional epithelium）（猫膀胱，HE 染色）

(1)肉眼：标本一侧可见蓝紫色线条，即为上皮组织。

(2)低倍：上皮细胞排列成复层，密集邻接。基底面平直（请与复层扁平上皮比较）。

(3)高倍：表层细胞大，呈立方形或梨形，核圆，细胞游离面着色深红（请思考其意义）。中间为多层多边形细胞，基底面为一层低柱状细胞，基膜不明显（请思考标本为什么状态的膀胱壁）。

(三)电镜照片

1. 微绒毛（大鼠小肠）

微绒毛是上皮细胞游离面由细胞膜和细胞质伸出的细小指状突起，电镜下纵切面可见细胞质中有许多纵行的微丝，微丝上端抵达微绒毛顶部，下端与微绒毛底部细胞质中的终末网相连。

2. 纤毛（大鼠气管）

纤毛是上皮细胞游离面伸出的粗且长的突起，电镜下纵切面可见细胞质中有纵行排列的微管，横切面可见中央有 2 条独立的微管，周围有 9 组二联微管。

3. 细胞连接（大鼠小肠）

相邻小肠上皮细胞间隙窄，侧面自细胞顶部开始依次可见紧密连接、中间连接和桥粒。紧密连接位于细胞顶部，呈电子密度高的粗线状结构；中间连接位于紧密连接下方，细胞间隙清晰，细胞膜的细胞质面有薄层致密物质和微丝，微丝参与构成终末网；桥粒位于中间连接下方，细胞间隙较宽，其中可见致密的丝状物，细胞膜的细胞质面有较厚的致密物质构成的附着板。

三、思考讨论题

(1)上皮组织有哪些共同的结构特点？其分类依据是什么？镜下如何识别？

(2)上皮细胞各面都有哪些特化结构？其结构特点、功能及意义是什么？

实验三　固有结缔组织

一、实验要求

(1)掌握光镜下疏松结缔组织的构成特点及细胞和纤维的形态结构特点。

(2)了解网状组织、致密结缔组织和脂肪组织的构成特点，并能在镜下识别。

(3)绘制高倍镜下疏松结缔组织的细胞和纤维。

二、实验内容

(一)录像示教

间充质、疏松结缔组织、致密结缔组织、脂肪组织、网状组织。

(二)标本观察

1. 疏松结缔组织(loose connective tissue)(人附睾，HE 染色)

(1)肉眼：标本外观呈圆形或长条形，内有许多紫红色团块，为附睾横切面。

(2)低倍：管状切面之间结构疏松的淡红色部分为疏松结缔组织，细胞数量少，纤维亦少。胶原纤维(collagenous fiber)粗细不一，呈粉红色。纤维之间散在的蓝紫色小点为细胞核。

(3)高倍：观察如下。

1)成纤维细胞(fibroblast)：数量最多，核圆形或卵圆形，染色质颗粒小，分布均匀，核内有一较大的蓝色颗粒为核仁，核周围为细胞质，轮廓不清。另有部分细胞，核小，染色深，细胞呈梭形，为纤维细胞(fibrocyte)。

2)巨噬细胞(macrophage)：呈圆形或不规则形，轮廓清楚，细胞质色红，核圆较小，染色深，核仁不清。其他细胞不易找到。

3)纤维(firbre)：淡粉红色带状分布的为胶原纤维，呈波纹状走行。

2. 疏松结缔组织(loose connective tissue)(大鼠，铺片，地衣红-焰红染色)

(1)肉眼：本片为大鼠皮下结缔组织铺片，较厚，被染为紫红色。

(2)低倍：可见一种纤维为红色，较粗，呈波纹状且交织成网，为胶原纤维(collagen fiber)；另一种纤维较细，着色深，呈棕褐色，走行刚直，有分支，为弹性纤维(elastic fiber)。

3. 肥大细胞 (mast cell)(大鼠肠系膜，铺片，硫堇染色)

(1)低倍：可见三五成群的蓝色小点，即为肥大细胞。

(2)高倍：细胞呈卵圆形，细胞核着色浅淡，细胞质内充满蓝紫色颗粒(请思考该蓝紫色颗粒的特性)。

4. 浆细胞(plasma cell)(人鼻息肉，HE 染色)

(1)低倍：可见染成蓝紫色的小点，为成纤维细胞的细胞核和浆细胞。

(2)高倍：浆细胞散在或成群分布，细胞核圆形、偏大，染色质结块呈辐射状排列，细胞质嗜碱性，染成蓝色，有时可见核旁浅染区。

5. 脂肪组织与致密结缔组织 (adipose tissue and dense connective tissue) (人指皮，HE 染色)

(1)肉眼：外观呈半月形，凸面红紫色，为上皮组织，深面为致密结缔组织，再向下为皮下组织。

(2)低倍：在复层扁平上皮深面，可见胶原纤维多，粗大，走行方向杂乱，且相互交织，细胞成分较少，此为致密结缔组织。其深层见许多空泡状结构，紧密相连，为脂肪组织。脂肪细胞(adipose cell)呈大空泡状，此为制片过程中脂滴被溶解后所留下的空间，细胞核及少量细胞质被挤至细胞一侧，为扁平形。细胞群间有少量疏松结缔组织。

(三)电镜照片

1. 胶原纤维

电镜下胶原纤维紧密排列，可见明暗交替的周期性横纹。

2. 巨噬细胞

巨噬细胞表面可见皱褶和微绒毛，细胞质内含有大量溶酶体、吞噬体和吞饮小泡等。

3. 肥大细胞

肥大细胞细胞质内充满粗大的膜包分泌颗粒，颗粒内含致密物质，呈细粒状或结晶体样。

4. 成纤维细胞

成纤维细胞为扁平状，细胞质内含有丰富的粗面内质网、游离核糖体和发达的高尔基复合体。

三、思考讨论题

(1)结缔组织有哪些共同的结构特点？

(2)疏松结缔组织的细胞有哪些结构特点和功能？

(3)三种纤维各有哪些结构特点？各需要进行何种染色以便于识别？为什么？

实验四 软骨和骨

一、实验要求

(1)掌握软骨和骨的主要结构特点。

(2)熟练识别透明软骨和骨组织。

(3)了解软骨内成骨发生的主要过程。

(4)绘制部分透明软骨和骨密质结构图。

二、实验内容

(一)录像示教

透明软骨、弹性软骨、纤维软骨、骨(磨片及切片)、软骨内成骨发生(胎儿指骨)。

(二)标本观察

1. 透明软骨 (hyaline cartilage)(兔肋软骨，HE 染色)

(1)肉眼：标本中染色较红的致密结缔组织为软骨膜(perichondrium)，其深面逐渐移行为软骨组织。

(2)低倍：软骨表面染成粉红色的致密结缔组织构成软骨膜，可分为内、外两层：外层细胞小、纤维多、排列致密，内层纤维少且排列疏松，含骨祖细胞(osteoprogenitor cell)。软骨基质(cartilage matrix)位于软骨细胞之间，呈均质状，周边的软骨基质呈浅粉红色，中央的软骨基质染为蓝色，基质中找不到纤维和血管。软骨细胞(chondrocyte)分布在基质(ground substance)中，浅层的软骨细胞小而扁，单个散在，渐向深部移行，细胞逐渐变大、变圆，有的呈三角形、豆瓣形等。2～3 个或更多软骨细胞聚集成群，称之为

"同源细胞群"(isogenous group)。

(3)高倍：包围软骨细胞周围的基质呈强嗜碱性，即软骨囊(cartilage capsule)。由浅表向中央，软骨囊变得愈加明显，其细胞核圆，细胞质弱嗜碱性，多呈皱缩状态。软骨细胞所占的空间称为软骨陷窝(cartilage lacuna)。

2. 弹性软骨 (elastic cartilage)(人耳郭，弹性染色)

(1)肉眼：切片中染色深蓝的带状部分为弹性软骨。

(2)低倍：软骨基质内有大量染为紫黑色的弹性纤维，粗细不等，交织成网，在软骨细胞周围密集排列。软骨周边，纤维逐渐变细，数量减少。软骨两边为皮肤。

(3)高倍：观察软骨细胞、基质和纤维的结构特点，并与透明软骨比较。

3. 骨密质 (compact bone)(人长骨，磨片，大理紫染色)

(1)肉眼：标本呈深紫色、弧形，其凹面为骨髓腔面，凸面为骨外表面。

(2)低倍：可见凸面浅层平行排列的数层骨板，稍厚，为外环骨板(outer circumferential lamella)。对应凹面浅层亦有平行排列的几层骨板(bone lamella)，薄且凹凸不平，为内环骨板(inner circumferential lamella)。内、外环骨板之间有许多呈同心圆状排列的骨板，此为骨单位骨板(osteon lamella)，其中心部位有中央管(central canal)，骨单位骨板和中央管构成了骨单位(osteon)。骨单位最外周染色浅的一条轮廓线为黏合线(cement line)。骨单位之间的不规则骨板为间骨板(interstitial lamella)。横行的不规则的粗管道为穿通管(perforating canal)。三种骨板中均可见骨陷窝(bone lacuna)和数量多而纤细的骨小管(bone canaliculus)。

(3)高倍：观察一个骨单位，可见骨小管呈放射状排列，连通中央管和相邻骨陷窝，后者为梭形，其中的骨细胞已完全消失。

4. 软骨内成骨(endochondral ossification)(胎儿指骨，HE 染色)

(1)肉眼：本片为胎儿指骨切片，一端钝圆为手指尖端。切片上可见三节(或二节)指骨被染成紫色，其中可见骨髓腔(marrow cavity)，腔两边染为深红色的线条即为骨领(bone collar)。相邻指骨间以关节囊(articular capsule)相隔。

(2)低倍：本片仅有初级骨化中心(primary ossification center)。从骨骺

向骨干方向推移，观察软骨细胞的增殖、生长，基质钙化的动态过程，依次可看到以下结构。

1）静止软骨区（reserve cartilage zone）：为透明软骨，软骨细胞较小，均匀散在，基质呈淡蓝色或淡红色。

2）软骨增生区（proliferating cartilage zone）：软骨细胞渐增大，并呈纵行排列，基质仍为淡蓝色或淡红色。

3）软骨钙化区（calcified cartilage zone）：软骨细胞进一步肥大，并呈纵行排列，有些软骨细胞退化消失。基质因有钙盐沉着而染为深蓝色。靠近骨髓腔的凹陷中可见大的破骨细胞（osteoclast）。

4）骨化区（ossification zone）：此区有许多小通道，软骨细胞已退化消失，残留的基质表面有染为红色的骨组织，其表面可见成骨细胞（osteoblast）成层排列。

5）骨髓腔和骨领：长骨中部大空腔内有大量幼稚的血细胞，此大空腔为骨髓腔，腔中可见骨小梁（bone trabecula）。骨髓腔周围骨干中部有较厚的骨组织，染为红色，其中可见骨陷窝和骨细胞，此即骨领。骨领周围的致密结缔组织为骨膜（periosteum）。骨膜内层细胞分化为成骨细胞，单层排列于骨领外面。

（3）高倍：主要观察成骨细胞、破骨细胞和骨细胞。

1）成骨细胞：呈立方形或不规则圆形，核圆或卵圆形，细胞质嗜碱性（请思考其嗜碱性的原因和意义）。

2）破骨细胞：多在骨片的凹陷内，体大，形态不定，多核，细胞质多为嗜酸性。

3）骨细胞：为成骨细胞包埋在骨质中形成，位于骨陷窝内。骨细胞和细胞核较扁，细胞质嗜酸性。

（三）软骨内成骨模型示教

1. 模型①

软骨雏形中段，细胞较大，基质减少，中段周围软骨膜以膜性成骨方式形成薄层骨组织，环绕中段，称为骨领，骨领外围的软骨膜此时改称为骨外膜。

模型中段变大的软骨细胞成行排列，基质钙化呈嗜碱性染色，以后肥大的软骨细胞相继退化，并在此区域成骨，此即为初级骨化中心。

2. 模型②

血管连同间充质、成骨细胞和破骨细胞穿过骨领，进入初级骨化中心，变大的软骨细胞消失，基质溶解，形成许多不规则的腔隙，称初级骨髓腔。随后，成骨细胞贴于残留的软骨基质表面，形成骨质，构成了原始骨小梁。之后，原始骨小梁又被破骨细胞溶解而消失，初级骨髓腔逐渐融合成一个大腔，即骨髓腔，内含骨髓组织。与此同时，骨领外面的骨膜细胞不断以膜性成骨方式使骨干向两端推移并增粗。

3. 模型③

出生前后，软骨两端出现次级骨化中心（secondary ossification center），其发生过程与初级骨化中心相似，但骨化从中央向四周呈辐射状进行，最后大部分软骨被初级骨松质取代，使骨干两端变成骨骺（epiphysis）。在初级与次级骨化中心之间残留的软骨称为骺板（epiphyseal plate）。

4. 模型④

骨已完全形成，骨骺软骨（epiphyseal cartilage）消失，在骨端残留的透明软骨为关节软骨（articular cartilage）。

三、思考讨论题

(1) 软骨组织的一般结构特点是什么？如何识别透明软骨？

(2) 骨组织的结构特点是什么？骨密质和骨松质在结构上有何异同？

(3) 膜内成骨和软骨内成骨对骨的发生和骨的增长变粗有何意义？

实验五　血液和骨髓

一、实验要求

(1)掌握血液中各种有形成分的结构特点，并能在血涂片中正确辨识。

(2)熟悉血细胞发生过程中的形态变化规律，能区分红细胞系和粒细胞系。

(3)学会使用油镜。

(4)绘制光镜下血液中的各种有形成分。

二、实验内容

(一)录像示教

各种血细胞和骨髓细胞。

(二)显微镜油镜用法示教

(1)放低载物台，拨开镜头，在低倍镜下选好观察部位，在高倍镜下找到拟观察的细胞。

(2)在视野中心，载玻片上滴1滴镜油，请确定使用油镜头。

(3)拨正油镜头，侧视油镜头浸入油中，使用细准焦螺旋调整视野至清晰。

(4)观察结束清洁油镜头，先用干擦镜纸，再用蘸取二甲苯的擦镜纸擦净油镜头。玻片可用普通纸清洁。

(三)标本观察

1. 血液涂片 (blood smear)(人，瑞氏染色)

(1)肉眼：淡红色宽带状血膜。

（2）低倍：大量小红点（红细胞）间夹杂有少量紫色小点（白细胞）。

（3）油镜：观察如下。

1）红细胞（erythrocyte）：圆形无核，中央浅染，周边色深（请思考原因），数量极多。

2）白细胞（leukocyte）：其数量由多到少依次为中性粒细胞（neutrophil）、淋巴细胞（lymphocyte）、单核细胞（monocyte）、嗜酸性粒细胞（eosinophil）、嗜碱性粒细胞（basophil）。

①中性粒细胞：细胞核呈紫色，多分为 2～5 叶，叶间有细丝相连。细胞质内含有大量细小、分布均匀的颗粒，其中体积较大、着淡紫色的为嗜天青颗粒；体积较小、光镜下难以分辨、着淡红色的为特殊颗粒。少数细胞呈杆状核。

②淋巴细胞：淋巴细胞根据直径分为大、中、小三种。小淋巴细胞的细胞核大呈球形，染色质致密结块，呈深紫色，核的一侧可有小凹陷，细胞质少，呈天蓝色；大、中淋巴细胞数量较少，细胞核大，细胞质相对较多。在淋巴细胞的细胞质中可见紫色的嗜天青颗粒。

③单核细胞：体积最大，细胞核呈卵圆形、肾形或马蹄形，染色质呈疏散的网状。细胞质丰富，呈灰蓝色，亦可见嗜天青颗粒。

④嗜酸性粒细胞：数量少，细胞核多分为 2 叶，细胞质内充满粗大且大小一致的亮红色嗜酸性颗粒。

⑤嗜碱性粒细胞：数量极少，不易寻找。细胞内的嗜碱性颗粒大小不一，分布不匀，呈深紫色，部分嗜碱性颗粒覆盖在细胞核上方，而使细胞核的边界不清楚。

3）血小板（blood platelet）：体积小，常聚集成群，单个为圆形、卵圆形或不规则形，常含数个紫色嗜天青颗粒。

2. 骨髓涂片（bone marrow smear）（人，瑞氏染色）

（1）肉眼：骨髓涂片较厚，色较深，有油滴，呈现许多小深泡。

（2）低倍：光镜下有细胞核，细胞多。可见巨核细胞，胞体最大，细胞核不规则。

（3）油镜：观察如下。

1)早幼粒细胞（promyelocyte）：胞体大，核大，占胞体一半以上，核卵圆形，偏于细胞一侧。染色质粒稍粗，偶见核仁。细胞质嗜碱性，淡蓝色，含紫红色的嗜天青颗粒。

2)中幼粒细胞（myelocyte）：胞体变小，核稍小，约占胞体一半，核偏左。染色质结成块状，色深，核仁消失。细胞质呈淡蓝至淡红色，含多量特殊颗粒。

3)晚幼粒细胞（metamyelocyte）：细胞大小与中幼粒细胞相近。核变小，肾形，偏在。染色质结成粗块，染色更深，细胞质内充满特殊颗粒。

4)早幼红细胞（basophilic erythroblast）：略小于早幼粒细胞，核大，占胞体一半以上，圆形居中，核染色呈粗粒状，偶见核仁。细胞质强嗜碱性，染成深蓝色，不透明，有核周亮圈，无颗粒，可有伪足。

5)中幼红细胞（polychromatophilic erythroblast）：小于早幼粒细胞，细胞核变大，约占胞体一半，圆形居中，核染色质聚集成团块，无核仁，细胞质多染，随发育颜色由蓝到红，无颗粒。

6)晚幼红细胞（normoblast）：胞体变小，稍大于红细胞，核圆、小，染色深，呈固缩状态，细胞质为橘红色。

7)巨核细胞（megakaryocyte）：先用低倍镜确定位置，然后用油镜观察。胞体很大，形态不规则。核大，不定形或分叶。染色质粗，色深，无核仁。细胞质紫红，含嗜天青颗粒。

(四)电镜照片

1. 中性粒细胞

中性粒细胞细胞核分叶，细胞质内明显可见较少的圆形或椭圆形电子密度高的嗜天青颗粒。除此之外，还有电子密度中等的椭圆形特殊颗粒。

2. 淋巴细胞

淋巴细胞的细胞核呈圆形，一侧可见一小凹陷；核染色质致密，呈粗块状；细胞质内含有丰富的游离核糖体及少量线粒体、溶酶体等细胞器。

3. 嗜酸性粒细胞

嗜酸性粒细胞的细胞核多为两叶，细胞质内充满椭圆形膜包颗粒，颗粒内含有细颗粒状基质和长方形致密结晶体。

4. 血小板

血小板颗粒区含有大小不一的电子密度高或电子密度中等的颗粒，周边透明区内含有微管、微丝和小管系统。

三、思考讨论题

(1) 血液有形成分包括哪些？它们的正常值、百分比、形态结构特点和功能分别是什么？

(2) 血小板的光镜与电镜结构如何？有何功能？

(3) 血细胞发生过程中的形态变化规律是什么？

实验六　肌　组　织

一、实验要求

(1)掌握骨骼肌、心肌、平滑肌 3 种肌组织的光镜结构特点。

(2)掌握骨骼肌与心肌闰盘的超微结构。

(3)绘制高倍镜下骨骼肌、心肌、平滑肌 3 种肌组织结构。

二、实验内容

(一)录像示教

骨骼肌及其横纹、平滑肌、心肌及其闰盘。

(二)标本观察

1. 骨骼肌 (skeletal muscle)(人，HE 染色)

(1)肉眼：载玻片上有两块标本，长方形的为纵切面，圆形的为横切面。

(2)低倍：纵切面上肌纤维平行排列，呈长柱状；横切面上肌纤维呈不规则形或圆形。注意观察肌内膜和肌束膜。

(3)高倍：观察如下。

1)纵切面：纤维较粗，细胞质红染，细胞核多，位于肌纤维周边，核呈卵圆形。降低聚光器使视野变暗可更清楚地看到肌纤维上的横纹(cross striation)，色深者为暗带，浅者为明带。

2)横切面：纤维呈圆形或不规则形，被染成红色。其周边有一至数个细胞核，注意与纤维细胞核区别(可从形状、染色、位置上进行区分)，细胞质中有许多红色小点。

2. 心肌 (cardiac muscle)(羊，HE 染色)

(1)肉眼：标本呈长方形，被染成红色。

（2）低倍：纵切面上心肌纤维平行排列并分支互连成网，网眼中有疏松结缔组织。

（3）高倍：观察如下。

1）纵切面：可见心肌纤维为短柱状，并且有分支，分支相互连接吻合，可见横纹，但不如骨骼肌明显。细胞核呈卵圆形，位于纤维中央，有的可见双核。

2）横切面：肌纤维呈圆形或不规则形，细胞核居中，核周围细胞质中有许多红色小点，为肌丝束的横切面。切片中偶见一些大细胞，染色较浅，为束细胞（浦肯野纤维）。

3. 心肌（cardiac muscle）（羊，铁苏木素染色）

（1）肉眼：标本呈长方形，被染成紫红色。

（2）低倍：可见纵切的心肌纤维。

（3）高倍：心肌纤维纵切面上有明暗相间的横纹，可见与横纹平行，但较粗、染色较深的线条，即为闰盘（intercalated disk）。

4. 平滑肌（smooth muscle）（人，HE 染色）

（1）肉眼：不规则，被染成红色。

（2）低倍：可见肌纤维呈纵、横、斜切面，纤维间和层间有结缔组织。

（3）高倍：观察如下。

1）纵切面：肌纤维呈长梭形，中央膨大，细胞核呈卵圆形，居中，无横纹，无分支。

2）横切面：肌纤维呈圆形或不规则形，大小不一，较粗的切面上有核。

（三）电镜照片

1. 骨骼肌纤维电镜图

Motic 系统中电镜图所示的是纵切面骨骼肌肌原纤维，可见肌原纤维由多条平行排列的肌丝构成。肌丝规则排列，粗肌丝中央固定于 M 线，两端游离；细肌丝一端固着于 Z 线，另一端穿入粗肌丝之间；相邻两 Z 线之间的一段肌原纤维是肌节；肌原纤维之间可见较多线粒体。

2. 心肌闰盘电镜图

Motic 系统中电镜图所示的是纵切面心肌的肌原纤维，其与骨骼肌同为横纹肌，即在肌原纤维的纵切面上有清晰可辨的 Z 线和肌节。闰盘位于 Z 线处，呈锯齿状，其横切面有中间连接和桥粒，纵切面可见缝隙连接。肌原纤维之间线粒体发达，横纹排列不如骨骼肌明显。

三、思考讨论题

(1)三种肌组织形态结构上有何异同？该如何识别？

(2)与骨骼肌收缩功能相关的超微结构包括哪些？其有什么功能和意义？

(3)心肌纤维有哪些超微结构？其特点是什么？

实验七　神经组织和系统

一、实验要求

(1)掌握神经元的特点并能在镜下识别。

(2)掌握有髓神经纤维的结构特点并能识别。

(3)能够辨认电镜照片上的突触。

(4)绘制高倍镜下脊髓前角运动神经元和坐骨神经中的有髓神经纤维。

二、实验内容

(一)录像示教

肠壁神经丛、脊髓、大脑皮层、脊神经节、各种神经元、尼氏体、神经原纤维、胶质细胞、突触、神经纤维、运动终板、触觉小体、环层小体、肌梭。

(二)标本观察

1. 肠壁神经丛(intestinal myenteric plexus)(猫小肠，铺片，银染色)

(1)肉眼：黑色条纹为神经纤维与胞体，棕黄色背景为平滑肌与结缔组织。

(2)低倍：神经元胞体被染成黑色，中央淡染区为核，多数有两个以上突起，亦可见双极及假单极神经元，胞体间有成束的无髓神经纤维。

2. 脊髓 (spinal cord)(猫，HE 染色)

(1)肉眼：细胞呈卵圆形，中央染色深，呈"H"形，为灰质，其宽而短者为前角，细长者为后角。周围为白质，着色较浅。

(2)低倍：可见中央管及其周围的灰质，有前角和后角，前角中有许多较大的细胞即前角运动神经元。白质由密集的小圆环构成，为有髓神经纤维的横切面。

（3）高倍：前角运动神经元胞体大，呈圆形或突起，核大，染色浅，呈泡状，核仁大而明显。细胞质中有许多大小不一的蓝紫色块状或粒状物质，即尼氏体，尼氏体也可见于有些树突的起始部。可见轴丘（axon hillock）。

神经元间有许多胶质细胞及红色条索状无髓神经纤维，如下所述。其中，胶质细胞仅细胞核可见的有以下前三种：

1）星形胶质细胞细胞核：呈卵圆形，染色质为细颗粒状，染色浅，可见核仁。

2）少突胶质细胞细胞核：较小，呈圆形，染色质粗，色深。

3）小胶质细胞细胞核：最小，呈三角形或不规则形，染色最深。

4）室管膜细胞：位于中央管周围，由单层柱状细胞围成。

白质中含有髓神经纤维和胶质细胞，有髓神经纤维可见其横切面呈空泡状，中央紫色的点状结构为轴突，周围的空泡为髓鞘所在部位。

3. 坐骨神经（sciatic nerve）（猫，HE 染色）

（1）肉眼：标本分两块，较长者为其纵切面，呈卵圆形者为其横切面。

（2）低倍：纵切面上可见许多纵行条索，两边细而红者为神经膜（neurilemma），中间粗而紫色者为轴突，有些地方两侧神经膜向轴突方向内陷，形成郎飞结（Ranvier node）。横切面上有数个较大的圆形结构，为神经束，其外围有薄层致密结缔组织，为神经束膜（perineurium），神经束与神经束之间及整个神经外周包裹的结缔组织为神经外膜（epineurium）。神经束内有密集小圆环的一面为神经纤维横切面，中央紫色小点为轴突。

（3）高倍：纵切面上，轴突为一紫红色条索，其两边淡红色网状结构为髓鞘（myelin sheath），髓鞘表面的红色细线即神经膜，仔细寻找神经膜细胞的细胞核（根据其与神经膜的位置关系寻找）和郎飞结。横切面上，神经纤维中心的紫红色小点或灰蓝色区域为轴突，其外的空区或网状区为髓鞘部位，髓鞘外层的细圈为神经膜，神经膜之外有少量结缔组织为神经内膜（endoneurium）。注意区分神经细胞的细胞核和神经内膜中的成纤维细胞的细胞核。

4. 运动终板 (motor end plate)(兔肋间肌，氯化金染色)

(1)肉眼：可见染为紫蓝色的标本，外观不整齐。

(2)低倍：可见染为紫蓝或紫红色的骨骼肌纤维，横纹明显。染为黑色的为神经纤维，其末端分支、膨大，附着于肌纤维表面，构成运动终板。

(3)高倍：呈爪状分支的末端常见多数纽扣状的膨大。

5. 脊神经节 (spinal ganglion)(人，HE 染色)

(1)肉眼：标本呈椭圆形。

(2)低倍：脊神经节的外面包裹着一层染色深的致密(纤维性)结缔组织组成的被膜。被膜的结缔组织伸入节内，构成支架。同时，被膜向后延续成为后根的外膜。神经节的结缔组织支架内有许多大小不等、呈圆形的脊神经节细胞聚集。节细胞为假单极神经元，依神经节的长轴成行排列，行间有红染的由这些节细胞的突起所组成的神经纤维。

(3)高倍：观察如下。

1)节细胞：呈圆形或椭圆形，大小不一。选择形态结构完整的节细胞观察，可见到节细胞呈圆形，较大，染色浅，核仁明显。细胞质内含有许多嗜碱性的尼氏体，呈细小颗粒状，弥散分布。有的节细胞细胞质内还含有脂褐素。

2)卫星细胞：紧靠节细胞的外面有一层扁平细胞围绕，构成一层被囊，故又称被囊细胞。其细胞核呈圆形，较小，着色较深。在被囊细胞外面，有薄层的结缔组织包绕。

3)神经纤维：节内的神经纤维大部分为有髓神经纤维。注意寻找施万细胞、髓鞘及轴突等结构。

三、思考讨论题

(1)神经组织的结构特点与功能意义是什么？镜下如何识别？

(2)神经元的分类和形态结构特点是什么？如何区分树突和轴突？

(3)突触的结构和功能意义有哪些？

实验八　循环系统

一、实验要求

(1)掌握心脏壁，中、小动脉的结构特点并能在镜下熟练辨别。

(2)熟悉大动脉、静脉及毛细血管的结构。

(3)绘制高倍镜下的中等动、静脉管壁结构。

二、实验内容

(一)录像示教

大、中、小动脉(HE染色及弹性染色)，静脉，毛细血管，心脏。

(二)标本观察

1. 中等动、静脉 (medium-sized artery and vein)(兔，HE染色)

(1)肉眼：结构疏松的组织中有几个圆腔隙。

(2)低倍：可见动脉腔小、圆、壁厚；静脉腔大、不圆、壁薄，可见瓣膜。

(3)高倍：观察如下。

1)中等动脉：腔面覆盖内皮，内皮外有一波状走行的亮红色细带为内弹性膜(internal elastic membrane)，其与内皮之间的组织即为内皮下层(subendothelial layer)，有时不可见。中膜由多层环行平滑肌组成。外膜比中膜薄，为结缔组织。

2)中等静脉：管腔扁或圆，壁薄，内弹性膜不明显。中膜亦由平滑肌组织组成，但层数少，排列稀疏。外膜较中膜厚，其内可见小血管，称为营养血管。血管腔中可见静脉瓣，由内膜突入管腔而形成，表面覆以内皮，内皮为结缔组织所构成。

3）小动、静脉：切片上亦可见到小动、静脉。其毛细血管最细，常由1～2个内皮细胞围成。

2. 大动脉（large artery）（人，HE 染色）

（1）肉眼：管壁厚，染色红，凹面多为腔面。

（2）低倍：内膜明显，中膜最厚，含多层弹性膜，外膜比中膜薄。

（3）高倍：内皮细胞的细胞核突向管腔，内皮下层为薄层组织，内弹性膜有数层，较细，与中膜分界不清。中膜的弹性膜折光强，呈亮红色、波状环行。其间有少量平滑肌纤维及结缔组织纤维。外膜为结缔组织，可见营养血管。

3. 大动脉（人，醛复红染色）

（1）肉眼：标本呈紫色圆环状。

（2）低倍：中膜内含多层染为紫色的弹性膜，呈波状环行排列。

4. 心脏（heart）（羊，HE 染色）

（1）肉眼：切片为长方形，呈淡红色。

（2）低倍：长方形的两个长边均有单层扁平上皮覆盖，一侧上皮下有三五成群、体积比较大的细胞（如束细胞），该侧上皮即为内皮，对侧则为间皮。紧贴内皮下方的为薄层结缔组织，称作内皮下层。束细胞所在的一层为心内膜下层。内膜之下为心肌膜，非常厚，其间心肌纤维走行不一致。心外膜为薄层结缔组织所覆盖，由间皮构成，可见脂肪细胞。

（3）高倍：可见束细胞，粗大，切面呈圆形或不规则形，可见双核；核周细胞质较多，染色浅淡，肌丝较少，主要在周边，被染成红色。

（三）电镜照片

1. 连续性毛细血管

连续性毛细血管内皮细胞完整连续，细胞之间紧密连接，基膜完整而连续。内皮细胞细胞核突向管腔，无核部分较薄；细胞质内含有较多吞饮小泡。

2. 有孔毛细血管

有孔毛细血管内皮细胞连续，基膜完整而连续。内皮细胞不含核的部分很薄，可见许多贯穿细胞的窗孔，其游离面可见内皮突起。

三、思考讨论题

(1)三类毛细血管的共同结构特点及不同之处是什么？其分布和功能特点是什么？

(2)大、中、小动脉的结构各有什么不同？各与其功能有何关系？

实验九　免疫系统

一、实验要求

(1)掌握淋巴结和脾脏的结构特点并能熟练识别。

(2)了解胸腺的主要结构。

(3)绘制低倍镜下部分淋巴结的结构。

二、实验内容

(一)录像示教

胸腺、淋巴结、脾。

(二)标本观察

1. 淋巴结 (lymph node)(狗，HE 染色)

(1)肉眼：呈豆形，周边被染成紫色者为皮质，中央部染色淡者为髓质。

(2)低倍：对整个器官由表及里，进行全面观察。

1)被膜：为薄层致密结缔组织，其内有输入淋巴管(afferent lymphatic vessel)，有的可见瓣膜，被膜伸入实质构成小梁(trabecula)。

2)皮质：位于被膜下，有以下结构。

①淋巴小结(lymphoid nodule)：位于皮质浅部，有一至数层，淋巴组织密集成球状，着色深。有的小结中央着色较浅为生发中心(germinal center)。

②副皮质区(paracortical zone)：位于淋巴小结之间及皮质深层，为弥散淋巴组织。此区可见毛细血管后微静脉(postcapillary venule)。

③皮质淋巴窦：分被膜下窦(subcapsular sinus)和小梁周窦(peritrabecular sinus)，结构疏松，着色浅淡。

3)髓质：位于淋巴结中心部位，与门部相连。由髓索(medullary cord)和髓质淋巴窦(medullary sinus)构成。髓索为淋巴组织所构成的索状结构，互联成网。髓质淋巴窦位于髓索之间的网眼中，与皮质淋巴窦结构类似。

(3)高倍：观察髓质淋巴窦或皮质淋巴窦内的细胞，包括淋巴细胞、巨噬细胞、网状细胞(呈星状，细胞质淡红，核大色浅，有核仁)。毛细血管后微静脉内皮为单层立方细胞，血管内、外多见淋巴细胞。

2. 脾 (spleen)(猫，HE 染色)

(1)肉眼：标本呈紫红色，一侧有红色致密的被膜，实质中可见蓝紫色小斑点，为白髓。

(2)低倍：由被膜侧向深部依次观察。

1)被膜：厚，有平滑肌纤维，外覆间皮，伸入实质形成小梁，小梁内有小梁动、静脉。

2)白髓(white pulp)：为脾实质内蓝色区域，其中可见一至数个小动脉横切面，即中央动脉。围绕其周围的淋巴组织为动脉周围淋巴鞘(periarterial lymphatic sheath)。位于淋巴鞘一侧的蓝紫色圆形结节是淋巴小结。

3)红髓(red pulp)：为白髓以外的广大红色区域，其中脾索(splenic cord)为富含血细胞的淋巴组织条索，互连成网。脾窦(splenic sinusoid)位于脾索间。

(3)高倍：窦壁内皮细胞横切面上，细胞核呈圆形，与细胞质一起突入窦腔。脾索内可见巨噬细胞。

3. 胸腺 (thymus)(小儿，HE 染色)

(1)肉眼：淡红色者为被膜及小叶间隔，紫红色者为胸腺实质。

(2)低倍：组织表面有被膜，并伸入实质形成小叶间隔，将胸腺分为小叶，可见较多的脂肪组织。每一小叶周边淋巴细胞密集，染色深，为皮质，小叶中心色浅，为髓质，可见各小叶髓质相互通连。髓质内有大小不等的嗜酸性结构，为胸腺小体(thymic corpuscle)。

(3)高倍：皮质和髓质均可见网状上皮细胞，核大，呈椭圆形，染色浅淡，可见核仁。淋巴细胞细胞核圆而小，染色深，在皮质部较密集，在髓质部较稀疏。胸腺小体含多层胸腺小体上皮细胞，环行排列，外层细胞细胞核尚清晰，向内细胞渐退化，细胞核破碎或消失，细胞质嗜酸性增强，至中心部，细胞质呈均质嗜酸性团块。

4. 腭扁桃体（palatine tonsil）（人，HE 染色）

(1)肉眼：标本呈紫红色，一侧可见紫红色的黏膜上皮及上皮下的粉红色薄层固有层。标本的另一侧是扁桃体的底面，可见粉红色的被膜包裹。沿黏膜上皮观察，可见上皮向扁桃体内部的结缔组织中凹陷，形成隐窝。在隐窝的周围及固有层的深部可见蓝紫色的结构，为重点观察的淋巴组织。

(2)低倍：观察如下。

1)黏膜上皮和隐窝：在扁桃体的外表面被覆黏膜上皮，为复层扁平上皮。沿黏膜上皮推移标本，可见 1～2 个由上皮陷入扁桃体内所形成的隐窝。隐窝的上皮也是复层扁平上皮，上皮内可见侵入的淋巴细胞。

2)淋巴组织：在隐窝周围和黏膜上皮深部，可见密集分布的淋巴小结和弥散淋巴组织，淋巴小结可有生发中心。弥散淋巴组织中可见高内皮毛细血管后微静脉。

3)被膜：在扁桃体的底面，由结缔组织构成被膜，呈粉红色。

三、思考讨论题

(1)中枢淋巴组织和外周淋巴组织有何区别？

(2)淋巴结和脾脏在结构上有何异同？

(3)T 淋巴细胞和 B 淋巴细胞的来源、分布和功能有何异同？

实验十　内分泌系统

一、实验要求

(1)掌握甲状腺、肾上腺的光镜下结构特点。

(2)光镜下熟练识别垂体的主要结构。

(3)绘制高倍镜下甲状腺、肾上腺皮质结构。

二、实验内容

(一)录像示教

甲状腺、肾上腺、垂体(特殊染色)。

(二)标本观察

1. 甲状腺 (thyroid gland)(人，HE 染色)

(1)肉眼：标本呈粉红色，其中有散在的深红色颗粒，为甲状腺滤泡中所含的胶质(colloid)。

(2)低倍：甲状腺表面被覆被膜，被膜结缔组织深入甲状腺实质将其分割成许多小叶，小叶内有大小不等的滤泡，滤泡腔内充满红色均质状胶质。

(3)高倍：滤泡上皮细胞(follicular epithelial cell)多为立方形(或扁平形、低柱状)(请思考滤泡上皮细胞的不同形态与什么有关)，细胞核圆，位于细胞中央。滤泡旁细胞(parafollicular cell)为卵圆形，胞体较大而染色淡，单个散在于滤泡上皮细胞间，或成群排列于滤泡间结缔组织中。滤泡间有丰富的毛细血管，紧贴滤泡基膜。

2. 甲状腺 (人，银染色)

(1)肉眼：标本被染成棕黑色。

（2）低倍：可见许多大大小小的滤泡，细微结构未显示。滤泡旁细胞成群分布，被染为棕黑色，大多数位于相邻的滤泡之间，偶尔可见单独的滤泡旁细胞位于滤泡上皮细胞之间。

（3）高倍：滤泡旁细胞呈卵圆形；细胞质内充满棕黑色小颗粒，即嗜银颗粒；中央淡染区为细胞核所在位置。

3. 甲状旁腺（parathyroid gland）（人，HE 染色）

（1）低倍：被膜由薄层结缔组织组成。实质内腺细胞排列成团、呈索状。细胞团、索间的少量结缔组织内含有丰富的毛细血管。

（2）高倍：甲状旁腺有两种细胞：主细胞数量多，细胞呈圆形或多边形，核圆居中，细胞质染色较浅；嗜酸性细胞数量少，单个或数个细胞散在于主细胞之间，细胞较大，细胞核小而浓缩，细胞质嗜酸性。嗜酸性细胞在人 10岁后才能出现。

4. 肾上腺（adrenal gland）（兔，HE 染色）

（1）肉眼：可见周边染色较深的皮质和中央染色较浅的髓质。

（2）低倍：观察整个切片后，选择结构清晰的区域由外向内依次辨认被膜、皮质（球状带、束状带、网状带）和髓质。球状带（zona glomerulosa）为圆形或椭圆形的细胞团。束状带（zona fasciculate）最厚，细胞排列成束。皮质的深层细胞索交织成网为网状带（zona reticularis）。网状带深部为髓质，髓质细胞索亦可互连成网，且髓质中央有中央静脉。

（3）高倍：注意对比皮质各带细胞及髓质细胞的形态特点。球状带腺细胞呈矮柱状或多边形，核小染色深，细胞团间血窦少见。束状带细胞较大，呈多边形，细胞质着色浅，呈海绵状，细胞核较大，着色浅。细胞条索之间有少量血窦，注意识别血窦内皮细胞。网状带腺细胞较小，为不规则形，核小着色较深。细胞索之间多见血窦。髓质的腺细胞较大，呈多边形，细胞质内含棕色嗜铬颗粒（使用铬盐固定时可见），髓质内血窦亦多见。

5. 垂体（pituitary gland）（猪，三色染色）

三色染色指一张切片分别用三种染料染色，以显示其中不同的结构成分。如用偶氮胭脂红、甲苯胺蓝及橘黄 G 染色，称三色染色。染色结果为：细胞核呈红色，细胞质中嗜酸性颗粒呈鲜红色，嗜碱性颗粒呈紫红色，红细胞呈深红色，神经纤维呈灰蓝色，结缔组织呈蓝色。

(1)肉眼：表面被染为蓝色，紫红色区域为远侧部(pars distalis)，灰蓝色区域为神经部(pars nervosa)，两者间为中间部(pars intermedia)。

(2)低倍：区分被膜、远侧部、中间部(含滤泡)、结节部和神经部。

(3)高倍：要求观察到以下结构。

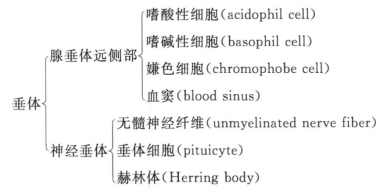

1)腺垂体的远侧部：腺细胞排列成团或索，其间有结缔组织和血窦。嗜酸性细胞被染为红色，细胞质含嗜酸性颗粒，数量较多，细胞境界清楚。嗜碱性细胞着色紫蓝，细胞质含嗜碱性颗粒，数量较少，细胞体积最大。嫌色细胞数量最多，体积较小，着色淡，细胞境界不清。

2)神经部：可见染成灰蓝色的无髓神经纤维及染成红色的细胞核、细胞境界不清的神经胶质细胞(又称垂体细胞)。有些胶质细胞细胞质内常有棕色颗粒，为脂褐素颗粒。此外在神经部还可看到一些散在的、大小不等的灰蓝色均质团块，即赫林体。

3)腺垂体的中间部和结节部：中间部主要由大小不等的滤泡组成，滤泡腔内含蓝色或紫红色胶质。结节部的胶原纤维将腺细胞分割为团索，团索间有丰富的毛细血管。

(三)电镜照片

甲状腺滤泡上皮细胞游离面有微绒毛，细胞质内含有发达的粗面内质网，溶酶体散在分布；顶部可见电子密度中等的分泌小泡。邻近的结缔组织中含有有孔毛细血管。

三、思考讨论题

(1)内分泌腺在形态结构上有哪些共同特点？有什么功能及意义？

(2)简述甲状腺滤泡上皮细胞合成和释放甲状腺激素的过程？

(3)肾上腺皮质、髓质的结构特点及功能是什么？

四、PBL 案例分析

第一幕

43 岁的赵女士是一家蛋糕店的店主，勤劳、能干的她在事业上风生水起，生活也过得一帆风顺。可近半年来赵女士的丈夫觉得妻子有点儿"不对劲"，她总是疑神疑鬼、神神秘秘的，还经常对着空气自言自语，难道是"更年期"到了？

有天早上赵女士突然跟丈夫说，他们店里的蛋糕师想往蛋糕里下毒。丈夫吓坏了，正想商量着如何报警，赵女士接下来说的内容，却又让他将信将疑。她说："你知道我是怎么知道的吗？因为我有超能力，我听到有人用千里传音悄悄告诉我的……"超能力？千里传音？丈夫开始担忧了，他私下问了蛋糕店里其他员工，大家都表示蛋糕师人很好，倒是老板娘最近性格变得很古怪，常常无缘无故地发脾气，行为举止也很奇怪，会对着墙壁说话……丈夫简直不敢相信，难不成自己的妻子疯了？

思考与讨论：

(1)"更年期"的主要症状及产生原因是什么？与赵女士的症状有关吗？

(2)赵女士的临床表现有哪些特点？可能原因是什么？

第二幕

丈夫赶紧带赵女士去医院，接诊的医生简单询问了情况，安排赵女士做了头颅 MRI，结果是正常的，于是建议赵女士去精神科门诊就诊。精神科医生听说赵女士有幻听、幻视，又根据丈夫的描述，诊断赵女士为原发性精神分裂症。

　　医生给赵女士开了抗精神失常的药物，吃了药物后，赵女士一系列古怪的行为缓解了许多，也没有再说自己有超能力了，但她精神也变得萎靡不振，别说打理蛋糕店了，即便是面对日常生活都懒懒地提不起精神。

　　这几天赵女士有些感冒、咳嗽，到了半夜她的病情突然加重了，在家里又哭又笑，胡言乱语，甚至还有自残的趋势。丈夫赶紧拨打120来到急诊。急诊医生见赵女士体型偏胖，脸圆乎乎的，看着好几天没洗脸似的，像长了"胡子"一样，同时头发凌乱，表情淡漠，眼神呆滞。也许是在家里闹累了，赵女士在急诊室竟然非常听话地配合医生检查。患者血压210/105 mmHg，体温37.9 ℃，左肺有些湿啰音，医生赶紧开了单子急查赵女士的头颅及胸部CT，抽血进行常规的化验检查并请精神科和神经内科医生会诊。

思考与讨论：

　　(1)为什么赵女士服用了抗精神失常的药物后精神会变得"萎靡不振"?

　　(2)为什么赵女士感冒后病情会加重?

　　(3)结合赵女士的血压、体温和肺部听诊结果，你的分析和诊断可能是什么?

第三幕

　　赵女士的检查结果很快就出来了，头颅CT正常，胸部CT显示左肺部有轻度炎症。神经内科医生检查说赵女士除了四肢肌力偏低，握力稍差，其他没什么问题。精神科医生认为赵女士有肺部感染，肺炎有诱发或者加重精神症状的可能。正说着，赵女士突然发生了抽搐，还没等医生用药，自己又缓解了，前后不到5秒钟。这时她的抽血结果出来了，血钾1.9 mmol/L(正常范围为3.5～5.5 mmol/L)。医生立刻开了氯化钾，又安排急查心电图。

　　医生把赵女士裤腿撩起来连接心电图电极时，看到赵女士的腿毛又黑又密，突然联想到赵女士偏胖的体型、圆圆的脸、脸上的痘痘和"胡子"、浓密的腿毛……他忙问赵女士的丈夫，她有没有其他疾病? 有没有吃糖皮质激素? 丈夫很疑惑地说都没有，妻子以前身体很好。医生告诉赵女士的丈夫，赵女士很有可能是因内分泌疾病导致精神失常，不一定是精神分裂症，但还需要进一步做腹部CT检查，需第二天早上8点抽血，留24小时尿液化验，并请内分泌科医生会诊。

思考与讨论：

(1)结合赵女士的检查结果试分析她突然发生抽搐的原因。

(2)血液中钾离子的作用是什么？其值降低说明什么问题？会产生哪些症状？

(3)医生看到赵女士的"腿毛"，联想到她的"体型"等问题，可能提示哪些情况？

(4)糖皮质激素是哪种细胞分泌的？有什么生理作用？

第四幕

第二天内分泌科医生看了赵女士的检查结果，24小时尿游离皮质醇和早8点的血浆皮质醇均明显升高，医生认为她得了库欣综合征，结合她的肾上腺CT结果(右侧肾上腺可见3.4 cm×2.9 cm占位病变)，诊断为肾上腺皮质肿瘤。

原来赵女士的病根在肾上腺！医生从赵女士丈夫那儿了解到，赵女士从一两年前就变得爱长痘痘、体型逐渐变胖，原以为是蛋糕吃太多的缘故。医生向他们解释了赵女士是因为患肿瘤使体内糖皮质激素分泌过多，才出现了变胖、精神失常，以及高血压、低血钾等一系列症状。

赵女士在医生的建议下进行了腹腔镜下肾上腺皮质肿瘤切除术。术后1个月复查，赵女士又恢复成以前那个干练、自信的蛋糕店店主了。

思考与讨论：

(1)肾上腺的正常微细结构是什么？有哪些生理功能？

(2)结合赵女士的诊断结果，试述库欣综合征的病因？

(3)结合赵女士的临床表现，试分析过多的糖皮质激素可能产生哪些病理生理改变？

实验十一　皮　　肤

一、实验要求

(1)掌握皮肤的光镜结构。

(2)识别皮肤的主要附属器。

(3)绘制低倍镜下指皮的一部分。

二、实验内容

(一)录像示教

指皮、头皮。

(二)标本观察

1. 指皮(人，HE 染色)

(1)肉眼：标本呈半月形，凸起的一面即为手指的掌面。由凸起面向下依次分为：

1)表皮(epidermis)：为表面红染，深部蓝染的部分。表皮表面出现的波状纹的起伏，即为指纹。

2)真皮(dermis)：位于表皮的下面，呈红色。真皮下着色较浅的部位是皮下组织。

(2)低倍：可见表皮为角化的复层扁平上皮，真皮为致密结缔组织，表皮与真皮交界处起伏不平，真皮深面为皮下组织，由疏松结缔组织和脂肪组织组成。

(3)高倍：观察如下。

1)表皮：为角化的复层扁平上皮。从基底到表面可分为五层：

①基底层(stratum basale)：为一层排列整齐的矮柱状或立方形细胞，细胞较小、密集，细胞质少，嗜碱性。

②棘层(stratum spinosum)：由多边形细胞构成。细胞核呈圆形或卵圆形，越靠近浅层核越扁，染色较深，弱嗜碱性。

③颗粒层(stratum granulosum)：由2～3层梭形细胞构成，细胞质中充满染成蓝紫色的透明角质颗粒。

④透明层(stratum lucidum)：由多层无核的扁平细胞构成，细胞呈均质透明状、着色红、轮廓不清。此层多不明显。

⑤角质层(stratum corneum)：由多层扁平的角化细胞构成，细胞无核、境界不清、着色红。有的地方有空洞者，为汗腺导管。

2)真皮：可分为浅层的乳头层和深层的网状层，两者分界不明显。

①乳头层(papillary layer)：紧贴在表皮下，较薄，呈乳头状的突起，称为真皮乳头，并嵌入表皮底面。此处纤维较细，为疏松结缔组织。真皮乳头中可含有触觉小体(tactile corpuscle)。触觉小体是呈长圆柱状有被囊的神经末梢，长轴与表面垂直，司触觉。其中央为横形排列的扁平细胞，表面包以结缔组织被囊，并与周围结缔组织连接，可见扁平细胞的细胞核，但不能见到触觉小体中央的神经末梢(特殊染色可显示)。

②网织层(reticular layer)：位于乳头层的下方，较厚，与乳头层分界不清，由致密结缔组织组成。此层内有较大的血管、淋巴管和神经束，还可见汗腺导管的切面，导管可直达表皮的基部。

3)汗腺(sweat gland)：观察如下。

①分泌部：位于真皮的深部或皮下组织内，管径较大、明亮、呈嗜酸性，为明细胞。另一种位于明细胞之间的，较小的，细胞质嗜碱性的细胞为暗细胞。在上皮细胞与肌细胞之间，还有一层呈梭形有突起的肌上皮细胞，其细胞核狭长而着色深，有时可见细胞伸出红色的小突起贴在上皮细胞的外面。

②导管部：由复层立方细胞围成，细胞小，染色深。

4)皮下组织：此层位于真皮网织层下面，内含脂肪组织、较大的血管、淋巴管、神经束、汗腺及环层小体。环层小体(lamellar corpuscle)体积很大，呈圆形或者椭圆形，易辨认。它是一种有被囊的神经末梢，司压觉、振动觉。被囊中结缔组织扁平细胞呈同心圆状排列。在 HE 染色切片上不能见到小体中的神经纤维。

2. 头皮(人，HE 染色)

(1)肉眼：标本有两块，呈长方形的为头皮垂直切面，略呈方形的为头皮的水平切面，其中可见毛囊纵、横切面。

(2)低倍：观察纵切面，区分表皮、真皮、皮下组织并与指皮比较。

1)表皮：为角化的复层扁平上皮，较薄，角质层也薄，有些部位可见表皮下陷成为毛囊，内含毛。毛伸出皮肤的表面称毛干。

2)真皮：较薄，由致密结缔组织组成，内含有许多毛囊、汗腺、皮脂腺及立毛肌。

3)皮下组织：含有大量脂肪组织、毛囊。毛球、汗腺可伸至此层。

(3)高倍：观察如下。

1)毛发：毛囊(hair follicle)呈管状鞘，为包裹在毛根周围的上皮组织和结缔组织。其内层为上皮根鞘(epithelial root sheath)，与表皮相延续；外层为结缔组织鞘(connective tissue sheath)，与真皮分界不清。内、外层之间有增厚的基膜。毛囊中可见毛根为黄褐色棒状，由呈梭形、角化并含黑色素的上皮细胞构成。毛根与毛囊基部膨大，为毛球(hair bulb)，此处黑色素颗粒增加。毛乳头(hair papilla)为结缔组织突入毛球底部凹陷形成。

2)皮脂腺(sebaceous gland)：在毛囊附近，分泌部呈泡状，周边细胞小、染色深，中央细胞大、染色浅，细胞质呈泡沫状。导管宽短，开口于毛囊。管壁为复层扁平上皮。

3)立毛肌(arrector pili muscle)：在毛囊一侧，为一束平滑肌，与毛囊间夹有皮脂腺。

在头皮横切面上主要观察毛发横切面及其周围的皮脂腺。

三、思考讨论题

(1)皮肤的结构特点及功能意义如何？

(2)皮肤有哪些感受器？它们有哪些结构特点及功能意义？

实验十二 感觉器官

一、实验要求

(1)识别眼球壁各层结构。

(2)辨认螺旋器的结构。

(3)绘制高倍镜下的视网膜和螺旋器结构。

二、实验内容

(一)录像示教

眼球、内耳（螺旋器、壶腹嵴）。

(二)标本观察

1. 眼球（eyeball）(人，HE 染色）

标本为眼球的横切面，低倍镜下依次辨认角膜、巩膜、虹膜、睫状体、脉络膜、视网膜、视神经、前房、瞳孔、后房、晶状体和玻璃体。眼球的主要结构如下所述。

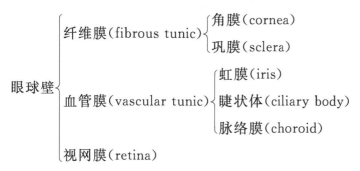

角膜
- 角膜上皮：为未角化的复层扁平上皮
- 前界层：为透明均质层，含胶原纤维
- 角膜基质（固有层）：为规则致密结缔组织
- 后界层：同前界层
- 角膜内皮：为单层扁平上皮（因切片较厚，镜下看为多层）

虹膜
- 虹膜基质：为富含血管和色素细胞的疏松结缔组织。其前表面含较多色素细胞，形成不连续的前缘层
- 虹膜上皮
  - 前层色素上皮细胞：特化为肌上皮细胞，形成瞳孔括约肌和瞳孔开大肌
  - 后层色素上皮细胞：呈立方形或矮柱状，含黑素颗粒

视网膜视部
- 色素上皮：为单层立方上皮，细胞质内充满黑色素颗粒
- 视细胞层：仅见密集排列的细胞核，其中有视锥细胞、视杆细胞
- 双极细胞层：有大小不等的细胞核聚集，比视细胞层核少，除双极细胞外，还有水平细胞、无长突细胞、苗勒氏细胞的核
- 节细胞层：细胞核大，数量少而分散

2. 内耳耳蜗（cochlea）（豚鼠，HE 染色）

（1）肉眼：标本为豚鼠耳蜗纵切面，耳蜗绕蜗轴三圈半。

（2）低倍：寻找一结构完整的三角形蜗管切面，有三个壁：

1）上壁：称前庭膜，中间为薄层结缔组织，两面衬以单层扁平上皮。

2）外壁：称血管纹，为含有毛细血管的复层上皮。

3）下壁：由骨螺旋板的外侧、基底膜和螺旋器组成。

①骨螺旋板：为由蜗轴向外伸出的水平骨板，其根部有成群的大细胞，是螺旋神经节的双极神经元。

②基底膜：由胶原样纤维（听弦）组成。

③螺旋器：位于基底膜上方。

（3）高倍：重点观察螺旋器的结构。

1）内隧道：为螺旋器内侧部三角形腔隙。

2)内柱细胞和外柱细胞：分别位于内隧道的内、外侧，各为一列。细胞基部较宽，中部细而长，核位于基底部。

3)内指细胞和外指细胞：分别位于柱细胞的内、外侧，内指细胞有一列，外指细胞为3～4列。细胞高柱状，核圆，位于基底。

4)内毛细胞和外毛细胞：分别嵌于内、外指细胞的顶部。毛细胞细胞核圆形，靠中部，细胞质较红，游离缘有短而不规则的静纤毛(听毛)，可能看不清。

三、思考讨论题

(1)根据结构，说明眼球如何接受光的刺激并产生光感？眼球对接受到的光线刺激是如何调节的(强光、弱光)？

(2)根据声音的传导及听觉的产生原理，考虑人耳内哪些结构损伤可导致听觉障碍？

实验十三　消　化　管

一、实验要求

(1)掌握食管、胃底和小肠的光镜结构特点。

(2)识别消化管及其各段(食管、胃、小肠、结肠等)结构。

(3)绘制高倍镜下的胃底黏膜和小肠黏膜结构。

二、实验内容

(一)录像示教

食管、胃底、胃幽门、空肠、十二指肠、回肠(潘氏细胞)、结肠、阑尾。

(二)标本观察

1. 食管 (esophagus)(人，HE 染色)

(1)肉眼：标本呈长方形，一侧有紫蓝线条且平整者为黏膜面。

(2)镜下：先区分食管壁四层结构，并进一步观察各层特点。

1)黏膜上皮：为未角化复层扁平上皮，固有层有时可见腺导管，黏膜肌为不整齐的纵行平滑肌。

2)黏膜下层：含有黏液性和混合性的食管腺(腺细胞为单层，呈立方形或柱状)，细胞质空泡状，核扁圆染色深，位于细胞基底部。

3)肌层：观察肌层的肌纤维为哪一种，及其排列方式(请思考该段为食管的哪部分)。

4)外膜：为纤维膜。

2. 胃底 (gastric fundus)(猫，HE 染色)

(1)肉眼：标本一面凹凸不平呈紫红色带状为黏膜面，另一面平直色红的宽带状结构为肌层，两层间为黏膜下层。

（2）低倍：区分为黏膜层、黏膜下层、肌层、外膜，观察各层的结构特点。

（3）高倍：重点观察黏膜层。

1）上皮：位于黏膜表面（请思考胃黏膜的上皮为哪一种上皮组织），上皮下陷形成胃小凹（gastric pit）（注意识别胃小凹的横切面和斜切面）。

2）固有层：位于上皮之下，由结缔组织构成。此层内充满胃底腺，在胃底腺间的结缔组织内有时可见弥散淋巴组织和淋巴小结。此层内还有少许平滑肌纤维。

3）胃底腺：为管状，开口于胃小凹，分颈、体、底三部分。切片上胃底腺多为斜切面或横切面，其主要细胞成分为主细胞（chief cell）和壁细胞（parietal cell）。主细胞数量多，多分布于底部，细胞呈柱状，被染成紫蓝色，核圆或椭圆，位于基底（请思考主细胞的功能）。壁细胞多位于峡部和颈部，细胞大，呈圆形或三角形，细胞质嗜酸性，核大、圆，位于细胞中央，有的细胞可见双核（请思考壁细胞的功能）。

4）黏膜肌层：位于固有层深面。

5）黏膜下层：为疏松结缔组织，内含血管、淋巴管和神经。

6）肌层：较厚，由平滑肌组成（请根据肌纤维的方向进行分层）。

7）外膜：为浆膜，由一薄层结缔组织和间皮构成。

3. 小肠（small intestine）（猫，HE 染色）

（1）肉眼：标本着色深的一面为黏膜面。

（2）低倍：区分肠壁四层结构，认识皱襞、绒毛的组成及相互关系。

1）绒毛：为小肠黏膜突入肠腔的指状突起，它是小肠的特征性结构，以固有膜结缔组织为中轴，周围覆以单层柱状上皮。注意观察识别绒毛纵、横、斜切面。

2）皱襞：由黏膜层与部分黏膜下层突入肠腔形成，其上有绒毛。

（3）高倍：重点观察黏膜部分。

1）上皮：为单层柱状上皮，与胃上皮比较，其特点为：细胞质被染成粉红色、染色均匀，不呈空泡状；游离面有纹状缘，夹有杯状细胞。上皮常见淋巴细胞浸润。

2)固有层：与胃壁固有层的区别包括结缔组织与腺体的比例、肠腺的形态与细胞组成（分辨柱状细胞、杯状细胞）、绒毛中轴的固有膜中有中央乳糜管（腔大、壁薄，由内皮细胞围成）和淋巴组织的含量（区分弥散淋巴组织、孤立淋巴小结和集合淋巴小结）。

3)黏膜肌层：由内环、外纵两薄层平滑肌组成。

4)黏膜下层：为疏松结缔组织，含有较多血管和淋巴管。在十二指肠此层有黏液性腺泡。

5)肌层：为内环、外纵的平滑肌，注意肌间神经丛。

6)浆膜：无明显特征。

4. 结肠（colon）(猫，HE 染色)

(1)肉眼：标本呈长方形，染成紫色的一侧为黏膜面。

(2)镜下：与小肠对比观察，注意结肠无绒毛（表面可有薄层分泌物）、杯状细胞特别多、肠腺密而深、固有层结缔组织中的孤立淋巴小结常突入黏膜下层。

5. 阑尾（appendix）(人，HE 染色)

(1)肉眼：腔面不整齐的紫色层为黏膜和近黏膜的黏膜下层，外面环绕的粉红色部分为黏膜下层、肌层和浆膜。

(2)低倍：观察如下。

1)黏膜结构似结肠，但肠腺少，淋巴细胞和淋巴小结很发达，有时侵入黏膜下层。

2)黏膜下层含大量淋巴组织和脂肪细胞。

3)肌层的内环层较厚、外纵层较薄。

4)外膜为浆膜。

(3)高倍：观察如下。

1)黏膜上皮和肠腺中杯状细胞较少，黏膜肌层不完整（请思考其原因）。

2)淋巴小结大多为次级淋巴小结。

(三)电镜照片

1. 小肠上皮微绒毛

小肠黏膜上皮吸收细胞呈高柱状，游离面可见密集而规则排列的微绒毛；杯状细胞呈锥形，顶部细胞质充满膜包颗粒，细胞基部细胞质可见粗面内质网。

2. 胃底腺壁细胞

壁细胞呈圆锥形，细胞质内可见发达的细胞内分泌小管，管壁和细胞顶面质膜相连并富有微绒毛。

三、思考讨论题

(1)消化管的基本结构特点是什么？如何鉴别消化管的各部分？

(2)消化管的结构从上到下有哪些变化规律？

(3)以胃肠为例，说明器官是怎样由四大组织有机组合而成的。

四、PBL 案例分析

嗜酒如命的老王

第一幕

老王今年 60 岁了，虽然他已有 20 多年的糖尿病和高血压病史，可他一点儿都不在意，医生开的药也是断断续续地吃着，而且他还特别喜欢喝酒。医生和家人一直劝他戒酒，可他却说："不喝酒，毋宁死"。

今年老王退休在家，有更多时间品酒了。可惜，"好景"不长，2 个月后他总觉得肚子胀胀的，到夜里还经常胃痛，有时甚至会被痛醒。老王自己去药店买了止痛片吃了几天，胃痛似乎有所缓解。可是半年后，老王胃痛得更厉害了，食欲也更差了；除此之外，近 3 周来，他还经常感到头晕、乏力，恶心、呕吐，连大便都变成黑色的了。

思考与讨论：

(1)结合老王的生活习惯，试述他患糖尿病和高血压的可能病因。

(2)试述饮酒对消化系统可能造成的影响。

(3)除了胃之外，还有哪些器官的功能障碍可能会引发和老王相似的症状？

(4)为什么老王自服了"止痛药"后胃痛有所缓解，可半年后又再次加重？

(5)老王的大便为什么会变成黑色的？可能的原因是什么？

(6)根据老王的病史和症状，你的诊断是什么？

第二幕

腹痛难忍的老王在家人的搀扶下来到了医院，医生立即对他进行了体格检查并抽血化验。查体结果如下：

体温 36.2 ℃，脉搏 95 次/分，呼吸 21 次/分，血压 148/94 mmHg，BMI 28.9。患者神志清楚，意识清晰，未见病理反射。口唇苍白，皮肤巩膜无黄染，肝脾未触及肿大。实验室检查如表 1 所示。

表 1 老王血液生化检查结果

项目	结果	参考值
白细胞	$9.3 \times 10^9/L$	$(4 \sim 10) \times 10^9/L$
红细胞	$3.8 \times 10^{12}/L$	$(4.5 \sim 5.5) \times 10^{12}/L$
血红蛋白	11 g/dL	$14 \sim 17.5$ g/dL
血糖	118 mg/dL	$65 \sim 99$ mg/dL
胆固醇	204 mg/dL	$100 \sim 199$ mg/dL
低密度脂蛋白	150 mg/dL	$0 \sim 99$ mg/dL
高密度脂蛋白	41 mg/dL	$40 \sim 59$ mg/dL
甘油三酯	202 mg/dL	$0 \sim 149$ mg/dL

此外，老王的"碳 13 尿素呼气试验"结果也呈阳性，医生又进一步为老王安排了影像学检查。X 线检查显示胃大弯、胃小弯和胃前壁有多处大小不一的不规则溃疡。上消化道内镜检查显示多发性溃疡的直径为 $1 \sim 2$ cm。活组织病理检查显示未见非典型上皮细胞或坏死组织。医生给老王开了质子泵抑制剂，再次劝说他戒酒并嘱咐他 2 周后复诊。

思考与讨论：

(1)表 1 中各项检查的意义是什么？老王的检查结果说明了什么？引起指标异常的可能原因是什么？

(2)什么是"碳 13 尿素呼气试验"？其结果阳性说明什么？

(3)试述胃黏膜碳酸氢盐屏障和溃疡的关系。

(4)结合你所学过的解剖学知识，分析该患者 X 线及上消化道内镜检查结果。

(5)何为质子泵抑制剂？其作用机制是什么？试述该药将如何改善老王的症状？

(6)为什么医生嘱咐老王 2 周后复诊？复诊时你会给老王开哪些检查单？

第三幕

老王回家后按照医生的要求按时服药，也不敢喝酒了，很快他胃痛、肚子胀等症状就消失了，老王心里挺高兴，觉得病算是彻底好了，2 周后老王并没有按时去医院复诊。没过几天，老王又把收起来的酒盅拿出来了……

又过了半年多，老王的胃病又犯了。他按照之前医生开的处方去药店买了药，可这次吃药后胃痛症状并没有减轻。他来到医院，医生再次给他做了上消化道内镜检查，发现胃黏膜多处溃疡，其中胃角前壁溃疡处的活组织病理检查结果显示低分化胃腺癌。医生安排老王住院进一步检查，发现其胃泌素值为 410 pg/mL(正常值≤200 pg/mL)，CEA 及 CA19 - 9 的值在正常范围。腹部 CT 检查显示胃小弯处转移性淋巴结肿大。

思考与讨论：

(1)为什么第二次老王自行购药服用质子泵抑制剂后症状并没有缓解？

(2)哪些细胞可分泌胃泌素？其值升高说明什么问题？

(3)CEA 和 CA19 - 9 是什么？各有何意义？

(4)胃腺癌的危险因素是什么？

第四幕

老王被诊断为早期胃腺癌伴多发性胃壁内转移。这次他万分后悔，和家人商量后，他听取了医生的建议，进行了远端胃切除手术治疗。术后病理检查结果显示低分化胃腺癌，浸润黏膜下层伴中度淋巴浸润，但无血管浸润。在低倍镜下可见肿瘤细胞结节样侵犯至黏膜下层，在高倍镜下可见肿瘤细胞弥漫性浸润，肿瘤细胞胞质内充满黏液，将细胞核推移至细胞周边（图 13 - 1）。结合病理，老王最终诊断为胃腺癌 $T_{1b}N_1M_0$。

术后老王恢复得不错，医生又接着安排了一系列化疗。老王经受了厌食、恶心、呕吐、体重下降等副作用后，终于挺了过来。现在老王是心甘情愿戒酒了。

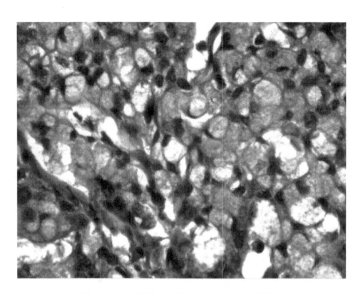

图 13 - 1　胃腺癌（人，×40，HE 染色）

思考与讨论：

（1）胃的正常微细结构是什么？结合老王的病理图片，试述其与正常结构相比有何改变？

（2）试述远端胃切除术后，医生将如何重建老王的消化道？

（3）试述抗肿瘤化疗药物的作用机制及其副作用。

实验十四　消　化　腺

一、实验要求

(1)掌握肝和胰腺的光镜结构特点。

(2)区别胰腺和颌下腺。

(3)绘制高倍镜下肝的一部分及胰的外分泌部。

二、实验内容

(一)录像示教

肝、胆小管(银染色)、胰腺、胰岛(特殊染色)。

(二)标本观察

1. 肝 (liver)(人，HE 染色)

(1)肉眼：标本色紫红，较致密，可见大小不一的小腔隙，为门管区或小叶下静脉。

(2)低倍：辨认肝小叶和门管区。

1)肝小叶(hepatic lobule)：人的肝小叶边界不明显，肝小叶以中央静脉为中心，周围有放射状排列的肝板，分支互连成网，肝板之间的不规则腔隙为肝血窦。

2)门管区(portal area)：在几个肝小叶交汇处的结缔组织中可见下列三种管腔。小叶间静脉：腔大，壁薄，不规则；小叶间动脉：腔小而圆，壁厚，管壁可见平滑肌纤维；小叶间胆管：由单层立方上皮围成。

3)小叶下静脉(sublobular vein)：单独行走于小叶间结缔组织中(请思考小叶下静脉与中央静脉的区别)。

(3)高倍：观察如下。

1)中央静脉(central vein)：管壁很薄，壁外仅有少量结缔组织，壁上有血窦开口。

2)肝细胞(hepatocyte)：大、呈多边形，细胞质丰富，被染成紫红色，有空泡。核圆居中，染色浅，核仁明显，有的肝细胞有双核，有的肝细胞细胞核体积较大，为多倍体核。

3)肝血窦(hepatic sinusoid)：形状不规则，内皮细胞细胞核扁平，靠近肝细胞。窦腔中可见形态不规则、有突起的细胞，核圆或卵圆形，为肝巨噬细胞。

4)窦周隙(perisinusoidal space)：内皮与肝细胞之间的间隙。

2. 肝（人，PAS染色）

(1)肉眼：标本染色为深紫色。

(2)低倍：肝细胞细胞质被染成紫红色。

(3)高倍：可见肝细胞细胞质内充满紫红色、大小均匀的细小颗粒，该细小颗粒为糖原。

3. 胰（pancreas）（人，HE染色）

(1)肉眼：可见许多大小不等的紫色区域，为胰腺的小叶。

(2)低倍：结缔组织将实质分隔成许多小叶，小叶间含血管和外分泌部的导管，外分泌部为小叶内染色深的浆液性腺泡，腺泡之间散在分布有大小不一、染色浅淡的细胞团，即为胰岛。

(3)高倍：观察如下。

1)腺泡：由单层锥形细胞围成，呈椭圆形或花瓣状。腺细胞基部细胞质嗜碱性，染色紫红，顶部细胞质被染为淡红色，或可见红色的小颗粒。核圆，位于细胞基部。腺泡腔小，中心可见数个椭圆形、扁平、染色浅淡的细胞核，为泡心细胞的细胞核，泡心细胞是闰管的起始部（请思考泡心细胞与闰管的关系）。

2)导管：闰管与腺泡相接，管腔小，由单层扁平上皮或单层立方上皮构成。小叶内导管由单层立方上皮围成，其外结缔组织少，两者均位于小叶内。小叶间导管较粗，为单层柱状上皮，存在于小叶间结缔组织中。

3)胰岛：外包薄层结缔组织，散在于腺泡之间，大小不等，细胞排成团、索、网状，染色浅，细胞界限不清楚，只见细胞核，细胞间有血窦。

4. 下颌下腺（submandibular gland）(人，HE 染色）

(1)肉眼：腺组织被染成紫红色，周围为淡染的结缔组织。

(2)低倍：结缔组织将腺体分割为小叶，小叶内绝大多数为浆液性腺泡，染色深，仅见少数染色浅淡的混合性腺泡和黏液性腺泡。小叶内还有许多染色很红的分泌管(请思考胰腺里是否有分泌管)，小叶间可见腔大的小叶间导管。

(3)高倍：观察如下。

1)浆液性腺泡结构与胰腺腺泡相似，但无泡心细胞。

2)黏液性腺泡较大，腔较明显，由单层立方或柱状细胞围成，细胞质呈泡沫状，染色淡或弱嗜碱性，核扁圆，紧贴细胞基底面。

3)混合性腺泡呈圆形或卵圆形，其结构中心主要由黏液性腺细胞构成，在黏液性腺细胞的外周附着几个染色较深的浆液性细胞，呈半月状，称浆半月。

4)分泌管由单层柱状上皮或假复层柱状上皮构成，细胞质嗜酸性，着色很红，有的在细胞基部可见纵纹。

5)小叶间导管上皮多为假复层柱状上皮。

5. 腮腺（parotid gland）(人，HE 染色）

(1)肉眼：腺组织被染成紫红色，周围为淡染的结缔组织。

(2)镜下：腺泡为浆液性腺泡。腺泡间脂肪细胞明显，有肌上皮细胞，可见闰管。

6. 舌下腺（sublingual gland）(人，HE 染色）

(1)肉眼：腺组织被染成紫红色，周围为淡染的结缔组织。

(2)镜下：大多数腺泡为黏液性，也可见浆液性腺泡和混合性腺泡，有肌上皮细胞，浆半月明显。

7. 胆囊（gallbladder）(人，HE 染色）

(1)肉眼：标本高低不平的一侧为黏膜面，平直的一侧为肌层和外膜。

(2)镜下：黏膜面有高低不等且有分支的皱襞。上皮为单层柱状，固有层血管丰富。肌层由内环、外纵两层稀疏的平滑肌构成。外膜大部分为浆膜。

(三)电镜照片

1. 肝细胞及肝血窦

肝细胞细胞核大，常染色质丰富，核膜清晰，细胞质内内质网和线粒体丰富。肝细胞与血窦内皮细胞之间有窦周隙，肝细胞血窦面有微绒毛伸入窦周隙。

2. 胆小管

胆小管是相邻肝细胞连接面局部细胞膜凹陷围成的小管道，其周围可见由肝细胞膜形成的紧密连接；胆小管腔面有在肝细胞内形成的微绒毛的伸入。

3. 胰腺细胞

胰岛由多种内分泌细胞组成，不同的内分泌细胞细胞质内均可见分泌颗粒。外分泌部浆液性腺细胞呈锥形，细胞核圆，位于基底，其顶部细胞质内含有较多电子密度高的酶原颗粒；腺腔内可见泡心细胞。

三、思考讨论题

(1)肝的微细结构及功能意义如何？

(2)从肝脏的结构变化说明黄疸是怎样形成的？

(3)胰的外分泌部有何结构特点？胰的内分泌部由几种细胞构成？其功能意义如何？

实验十五　呼吸系统

一、实验要求

(1)掌握肺和气管的光镜结构特点。

(2)熟悉肺内支气管树管壁的变化规律。

(3)绘制低倍镜下肺小叶的一部分。

二、实验内容

(一)录像示教

气管、肺。

(二)标本观察

1. 气管 (trachea)(人，HE 染色)

(1)肉眼：呈扇环形结构，其中紫蓝色长条结构为软骨环，试区分气管的黏膜面和外膜面。

(2)镜下：由内向外辨认，区分黏膜、黏膜下层和外膜。

1)黏膜：上皮为假复层纤毛柱状上皮，夹有杯状细胞，固有层内可见气管腺导管。

2)黏膜下层：疏松结缔组织中除血管、神经外，还含有许多混合性气管腺、弥散淋巴组织或淋巴小结等。在高倍镜下区分气管腺中的黏液性、浆液性和混合性腺泡。

3)外膜：由结缔组织和 C 型透明软骨环组成，缺口处为致密结缔组织并含有平滑肌和混合性腺。

2. 肺 (lung)(人，HE 染色)

(1)肉眼：标本呈海绵状，其中有少数空腔是肺内支气管和肺动脉小分支。

（2）低倍：辨认区分肺导气部的支气管、小支气管、细支气管、终末细支气管；呼吸部的呼吸性细支气管、肺泡管、肺泡囊和肺泡。

（3）高倍：根据黏膜上皮、杯状细胞、腺体、软骨和平滑肌区分导气部各段；根据管壁的肺泡开口确定呼吸部。

1）支气管（bronchus）和小支气管（small bronchus）：管壁结构基本同气管，但管径渐变细，管壁变薄，上皮亦变薄，腺体减少，软骨成小块，平滑肌增多成束。

2）细支气管（bronchiole）：上皮逐渐转变为单层柱状纤毛上皮，但杯状细胞、腺体与软骨块更少或消失，平滑肌相对增多，注意与肺内小动脉相区别。

3）终末细支气管（terminal bronchiole）：上皮为单层柱状或立方形，部分细胞有纤毛。杯状细胞、腺体及软骨块均消失，平滑肌环行成层，黏膜皱襞明显。

4）呼吸性细支气管（respiratory bronchiole）：管壁上出现肺泡开口，上皮为单层柱状或立方形，有纤毛细胞和分泌细胞。以上各段多伴有相应大小的肺动脉分支。

5）肺泡管（alveolar duct）：有许多肺泡开口，残留管壁极少，仅在相邻肺泡之间呈结节状膨大，上皮为单层立方形或扁平形。

6）肺泡囊（alveolar sac）：位于几个肺泡共同开口处，无管壁结构。

7）肺泡（pulmonary alveolus）和肺泡隔（alveolar septum）：肺泡为不规则状的囊泡，一侧通向肺泡管，壁薄（试区分Ⅰ型和Ⅱ型肺泡细胞）。相邻肺泡之间的少量结缔组织为肺泡隔，其内有丰富的毛细血管，内皮细胞亦难区分。在肺泡隔和肺泡腔内有散在的巨噬细胞，其细胞质中多含有黑色或棕色的尘埃颗粒，称尘细胞（dust cell）。

（三）电镜照片

1. Ⅱ型肺泡细胞

Ⅱ型肺泡细胞呈立方形或圆形，突入肺泡腔，细胞游离面有少量微绒毛，细胞质内可见板层状的嗜锇性板层小体、粗面内质网和线粒体等。

2. 气-血屏障

气-血屏障由连续性毛细血管内皮细胞与基膜、薄层结缔组织、Ⅰ型肺泡细胞与基膜及肺泡表面液体层构成。气-血屏障中可见扁平的Ⅰ型肺泡细胞、连续性毛细血管内皮细胞（细胞质内可见大量吞饮小泡）以及两者间融合的基膜。

三、思考讨论题

(1)试述肺泡的微细结构及功能？

(2)什么叫肺泡壁和肺泡隔？它们的结构如何？

实验十六　泌尿系统

一、实验要求

(1)掌握肾脏的光镜结构特点。

(2)掌握肾小体滤过屏障超微结构。

(3)绘制高倍镜下皮质迷路的一部分。

二、实验内容

(一)录像示教

肾、肾血管注射、膀胱。

(二)标本观察

1. 肾 (kidney)(人，HE 染色)

(1)肉眼：标本为经肾门的肾脏切面，呈扇形，中部可见几个大腔隙，为弓形血管，是皮质和髓质的分界，皮质色深，髓质色浅。

(2)低倍：区分被膜、皮质和髓质。

1)皮质：注意区别皮质迷路(cortical labyrinth)和髓放线(medullary ray)。皮质迷路为含肾小体、近曲小管和远曲小管的区域。髓放线位于皮质迷路之间，与髓质相延续，含许多相互平行的肾小管，可切成纵切、斜切及少量横切面。

2)髓质：镜下可见大量纵切、斜切或横切肾小管。

(3)高倍：从皮质到髓质，仔细观察以下结构。

1)肾小体(renal corpuscle)：由血管球(glomerulus)和肾小囊(renal cap-sule)构成。血管球为一团蟠曲的毛细血管(请思考其为哪一种类型的毛细血管)。肾小囊包裹在血管球外面，分为脏、壁两层，其间为肾小囊腔。壁层为单层扁平上皮，脏层贴在毛细血管基膜外，较难辨认。肾小体的血管极较易于寻找和辨认，此处一般可见血管球与微动脉连接，但难以分辨入球微动脉和出球微动脉。肾小体的尿极较少见，在此处肾小囊腔与肾小管相连通，同时，肾小囊壁层的单层扁平上皮转变为肾小管的单层立方上皮。

2)近曲小管(proximal convoluted tubule)：为肾小体周边染为深红色的小管，较大，管腔不规则，由单层立方上皮围成，细胞游离面有刷状缘，基部有纵纹，细胞质嗜酸性强，细胞分界不清，切面上细胞核排列稀疏。

3)远曲小管(distal convoluted tubule)：数量较少，管腔较大而平整，着色浅淡，细胞核较密集。

4)髓放线：主要由近端小管直部和远端小管直部组成，其特点与近曲小管和远曲小管相似。髓放线中也可见皮质集合管。

5)髓质：皮髓交界处可见近端和远端小管的直部与髓放线相延续。髓质集合管数量较多，由皮质浅层到深层，管壁逐渐由单层立方上皮变为柱状上皮，上皮细胞细胞质清亮，边界清晰。髓质深部可见较多细段切面，细段管壁由较厚的单层扁平上皮围成(注意与毛细血管区别)。近锥体乳头处可见单层柱状上皮构成的乳头管。

6)球旁复合体：在肾小体的血管极附近寻找致密斑、球旁细胞和球外系膜细胞。

2. 膀胱 (urinary bladder)(猫，HE 染色)

(1)肉眼：标本一侧有紫色线条，起伏不平，为腔面。

(2)低倍：本片为收缩状态膀胱壁，可见多个皱襞，分三层。

1)黏膜：变移上皮层数较多，基底较平直，固有层结缔组织细密。

2)肌层：为厚的平滑肌层，分内纵、中环和外纵三层。

3)外膜：多为纤维膜，膀胱顶部可为浆膜。

(3)高倍：上皮表层细胞大，呈立方形或梨形，核圆，可见双核(盖细胞)，细胞游离缘染色深(请思考其电镜结构和意义)。有些地方表层细胞为长方形，核卵圆，深染。

3. 输尿管 (ureter)(人，HE 染色)

(1)肉眼：圆形，腔小壁厚。

(2)镜下：由内向外分为黏膜、肌层和外膜。输尿管管腔内纵行黏膜皱襞明显，黏膜上皮为变移上皮，肌层含大量平滑肌，外膜为纤维膜。

(三)电镜照片

肾血管球滤过屏障的三层结构清晰可见，由有孔内皮、基膜和足细胞裂孔膜构成。

三、思考讨论题

(1)入球小动脉血浆中的葡萄糖要经过哪些微细结构才能到达球后毛细血管内？

(2)肾产生终尿的结构基础有哪些？

(3)肾脏血液循环有什么特点？其生理意义是什么？

(4)镜下如何识别肾？

四、PBL 案例分析

恼人的红斑

第一幕

小赵是一位 25 岁的年轻舞蹈教师，才从大学毕业没几年。一个月前，她的同事发现她脸上有一些红斑，因为平常上班需要化妆，同事就问她脸上的红斑是不是化妆品过敏导致的。小赵说应该没事，她最近几个月周末经常出去爬山，可能是晒伤的。不过她最近也挺烦恼，因为过去晒伤后很快就好了，这次她觉得自己爬山时防晒工作做得挺好，但红斑却持续不退，感觉和过去的晒伤有些不一样。她最近还在和一个男士约会，因为面部红斑导致心情也不好。

可能因为最近上课较多，小赵老感觉关节疼、腿沉、疲乏，有时候还感觉面部有些水肿，她自认为和上周爬山时轻微感冒有关。某天睡醒后，她感觉自己眼睛睁不开了，照镜子发现眼皮肿了，她赶紧到医院去检查。

思考与讨论：

(1)小赵脸上的红斑可能是什么原因造成的？

(2)色斑、皮疹和丘疹有什么区别？

(3)关节疼痛、疲乏和脸上的红斑有没有联系？

(4)如果你是接诊医生，你会进一步做哪些检查？

第二幕

门诊李医生仔细检查了小赵脸上的红斑、眼皮，询问她之前是否有过敏史，最近有没有感冒，服用过什么药品，顺便询问了她尿液的量和颜色，有没有疲倦乏力、关节疼痛、胸部压迫感、气短等表现。小赵说自己最近一直都有上述表现，以为和工作和户外运动有关，只是恢复较慢。查体时李医生压了压小赵的小腿，测量了血压，开了血、尿常规检查以及 ESR、ANA、dsDNA、肝肾功能、腹部超声、24 小时尿蛋白定量检查。小赵很惊讶怎么会开这么多检查化验单，询问李医生自己是不是得了非常严重的疾病。

第二天下午，李医生在看过所有的检查报告后(部分检查结果见表1)，告诉小赵，她患有系统性红斑狼疮(SLE)，即狼疮性肾炎。

表1　门诊病例摘要

......
主诉：间断颜面皮疹1月，水肿1周
病史：面部红斑1月，1周前感冒，关节痛，疲乏，尿量减少
过敏史：......
体格检查：颧骨两侧对称性红斑，血压 150/95 mmHg，体温 38 ℃，脉搏 95 bpm，呼吸 21 bpm，下肢中度凹陷性水肿

实验室检查：

尿：镜检（红细胞：30 个/HP　管型：蛋白管型），尿蛋白（＋＋＋），潜血（＋＋＋），24 小时尿蛋白定量：4.0 g/d

血：血常规（Hb 98 g/L，WBC 3.0×10^{12}/L，PLT 7×10^{9}/L）

血沉：ESR＞90 mm/h，参考范围：0～20 mm/h

肝：ALB 23 g/L　CHO 6.0 mmol/L

肾：CRE 240 μmol/L（44～97 μmol/L），BUN 20 mmol/L（2.9～7.5 mmol/L）

影像学检查：

心脏超声：未见明显异常

肾脏超声：未见明显异常

腹部超声扫描：腹水

免疫学检查：ANA（＋＋＋），dsDNA（＋）　Smith 抗体（一）

诊断：系统性红斑狼疮，狼疮性肾炎（肾病综合征样表现），急性肾损伤

治疗建议：卧床休息，适当限制液体，利尿

医师签字：×××

思考与讨论：

（1）什么是系统性红斑狼疮？其临床表现、诊断依据是什么？

（2）查询资料，对表 1 中的实验室检查和免疫学检查结果进行分析。

（3）为什么要做心脏超声检查和肾脏超声检查，还应该排查哪些并发症？

（4）狼疮性肾炎的治疗原则是什么？

第三幕

小赵得知诊断结果后情绪非常焦虑，不断询问自己的病情。李医生对其进行了细致地解释，告知小赵系统性红斑狼疮是年轻女性较常见的疾病，治疗方法成熟，不要紧张，需要边治疗边观察，并安排小赵转入住院部进行进一步检查，并做超声引导下的肾脏穿刺活检（图 16-1）。

根据肾脏穿刺结果，李医生为小赵制订了个性化的治疗方案。4 周后，

小赵的检测结果如下：尿蛋白（＋＋），尿蛋白定量 2.0 g/d；Hb 108 g/L，WBC 6.0×10^{12}/L，PLT 20×10^{9}/L；CRE 130 μmol/L，BUN 13 mmol/L；ALB 32 g/L，CHO 4.0 mmol/L。李医生告知小赵，治疗后狼疮性肾炎已经有所改善，但需长期按时服用药物甲泼尼龙（methylprednisolone）、环磷酰胺（cyclophosphamide）、硝苯地平（nifedipine），并定期检查。

某医院肾脏病理检查报告单

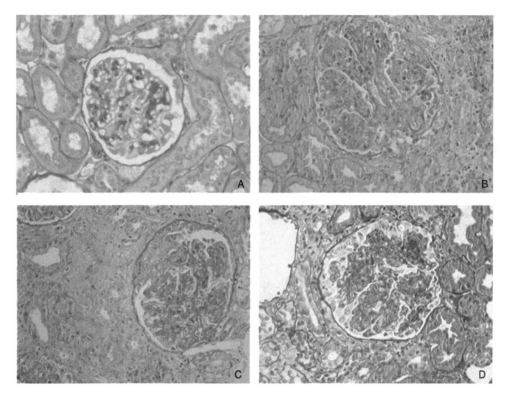

A. 正常肾小球；B. 膜增殖；C、D. 细胞性半月体形成。

图 16-1　肾脏穿刺活检（×400，A、B、C. PAS 染色；D. PASM 染色）

病理诊断：狼疮肾 IV（AI：9，CI：0）。

思考与讨论：

(1)在狼疮性肾炎的治疗中，哪种检查对确定治疗方案起到关键作用？

(2)在充分理解肾脏组织学结构的基础上，解释小赵的肾脏病理诊断结果。

(3)狼疮性肾炎的治愈标准是什么？试以本案所列资料进行解释。

(4)医患沟通应该如何进行，把握哪些原则？

(5)系统性红斑狼疮的常用治疗药物有哪些？

第四幕

住院期间，李医生将小赵纳入肾内科慢病管理系统（CDMS），嘱咐小赵一定要按时服药，定期复查。

小赵在长期的治疗中逐渐失去耐心。她有时候后悔去医院看病，也不想让周围的人知道自己患有这种疾病，并不断地通过网络查询各种快速治疗系统性红斑狼疮的特效方法，期望一次性彻底治愈自己的疾病。最近她通过其他病友提供的信息，服用了一种很贵的中草药，并停用了之前的药物，但病情出现了反复。

就在她迷茫的时候，收到了来自李医生的电话，希望她能够参加治疗狼疮性肾炎的一种新型药物的临床研究项目。小赵陷入了两难，她该相信谁？

思考与讨论：

(1)请简述慢性疾病治疗中的患者依从性问题。

(2)请简述慢性疾病治疗中患者的心理。

(3)什么是慢病管理系统？如何实施？

(4)系统性红斑狼疮及其并发症狼疮性肾炎的预后如何？

实验十七 男性生殖系统

一、实验要求

(1)掌握睾丸的光镜结构特点。

(2)识别生精细胞、支持细胞、间质细胞、精子的形态。

(3)绘制高倍镜下生精小管的一部分。

二、实验内容

(一)录像示教

睾丸、附睾、前列腺、精子。

(二)标本观察

1. 睾丸 (testis)(人，HE 染色)

(1)肉眼：标本一侧着色较红，为被膜，膜内侧较疏松，含生精小管切面。

(2)低倍：由外向内观察睾丸的被膜(鞘膜脏层、白膜、血管膜)。被膜之下见许多圆形或卵圆形小管为生精小管(seminiferous tubule)，其间填以疏松结缔组织，内含间质细胞和血管。

(3)高倍：重点观察生精小管和间质细胞，生精小管外围粉红色较厚的部分是基膜，紧贴基膜外侧的为肌样细胞，呈长扁形。生精小管由复层上皮构成，含各级生精细胞(spermatogenic cell)和支持细胞。

1)精原细胞(spermatogonium)：紧贴基膜，细胞较小，呈圆形或椭圆形，核大，着色较深，常见核仁。

2)初级精母细胞(primary spermatocyte)：位于精原细胞内侧，有 1～3

层，细胞较大，呈圆形，核大而圆，染色深，染色质呈粗网状。

3）次级精母细胞（secondary spermatocyte）：在初级精母细胞内侧，形态与初级精母细胞相似，但核略小而染色浅，标本中较少见（请思考其原因）。

4）精子细胞（spermatid）：靠近管腔，排成多层，细胞更小，核呈圆形、卵圆形或扁平状不等，着色深。

5）精子（spermatozoon）：位于管壁游离面或管腔中央，头部呈深蓝点状，尾部不易看清。

6）支持细胞（sustentacular cell）：单独分散在各级生精细胞之间，胞体界限不清，核多位于细胞基部，呈不规则形，染色浅，染色质为细网状，核仁大而明显。

7）间质细胞（interstitial cell）：位于生精小管之间的结缔组织内，常成群分布。细胞大，呈圆形或多边形，细胞质嗜酸性，核大偏在，染色浅，核仁明显。

2. 附睾（epididymis）（人，HE 染色）

（1）肉眼：标本呈紫红色团块，为附睾管。

（2）镜下：附睾管腔面整齐，为假复层纤毛柱状上皮（为静纤毛，不能运动，实质为长的微绒毛），无杯状细胞（请与呼吸系统的假复层纤毛柱状上皮比较）。基膜不明显，外有少量结缔组织及环行平滑肌。腔中可见成堆精子。

3. 前列腺（prostate）（人，HE 染色）

（1）肉眼：可见大小不等的囊泡被红色组织分割，前者即为前列腺腺泡。

（2）镜下：腺泡呈不规则状，大小不一，上皮可突入腺泡腔，故腔面呈波状起伏。腺上皮为单层柱状或假复层柱状。腺泡腔内可见呈圆形或卵圆形、嗜酸性、均质状的凝固体。腺泡间结缔组织中含有许多平滑肌纤维。

4. 精子涂片（sperm smear）（人，HE 染色）

标本为人精液经生理盐水稀释后涂片而成。

高倍镜下见大量蝌蚪形精子，头部呈圆形或梨形，含核处深染，头前部染色稍浅，为顶体，尾部细长，始段较粗，末段较细。注意区分正常及各种异常精子。

(三)电镜照片

1. 生精上皮基底室

相邻支持细胞侧面的细胞膜形成紧密连接，将生精上皮分为基底室和近腔室，基底室位于生精上皮基膜与支持细胞的紧密连接之间，其中可见精原细胞，精原细胞的上方为支持细胞之间的紧密连接。

2. 间质细胞

睾丸间质细胞具有分泌类固醇激素的细胞的超微结构特征，细胞质内可见较多的脂滴、管状嵴的线粒体以及滑面内质网。

三、思考讨论题

(1)试就生精小管的结构，说明男性配子的发育过程。

(2)睾丸有何结构特点，镜下如何识别？

(3)根据所学知识，你认为哪些方法可以用于男性节育？

实验十八　女性生殖系统

一、实验要求

（1）掌握卵巢、黄体、子宫的形态结构特点。

（2）掌握月经周期和各期子宫内膜的形态结构特点。

（3）绘制低倍镜下的子宫内膜以及高倍镜下卵巢皮质的一部分。

二、实验内容

(一)录像示教

卵巢、子宫、输卵管、乳腺。

(二)标本观察

1. 卵巢 (ovary)(猫，HE 染色)

（1）肉眼：共有两块标本，其中呈卵圆形、表面光滑者为卵巢，其内可见许多大小不等的空泡为卵泡。另一块为黄体。

（2）低倍：卵巢表面有单层扁平上皮或立方上皮，其下方的薄层致密结缔组织为白膜(tunica albuginea)。皮质内含大小不等的各级卵泡。髓质狭小，为疏松结缔组织，含血管、神经等。

（3）高倍：主要观察皮质内的各级卵泡。

1)原始卵泡(primordial follicle)：位于皮质浅部，数量很多。由中央的初级卵母细胞(primary oocyte)和周围单层扁平的卵泡细胞(follicular cell)构成。初级卵母细胞较大，核大而圆，染色浅，核仁明显。

2)初级卵泡(primary follicle)：体积增大，移向皮质深层。初级卵母细胞体积增大，卵泡细胞由单层扁平状变为单层立方状或柱状，或增殖为复层。在卵母细胞和卵泡细胞之间出现红色均质状透明带(zona pellucida)。卵泡周围卵泡膜(follicular theca)开始形成。

3)次级卵泡(secondary follicle)：卵母细胞更大，卵泡细胞增加更多，细胞间出现腔隙，并逐渐融合为一个大腔，即卵泡腔(follicular cavity)。卵母细胞和周围的卵泡细胞形成一突入卵泡腔的隆起，为卵丘(cumulus oophorus)。紧贴卵母细胞的一层卵泡细胞为柱状，整齐排列，称放射冠(corona radiata)。卵泡腔周围的卵泡细胞排列成层，构成卵泡壁的颗粒层，其外为卵泡膜，由结缔组织构成，内层膜细胞多，血管丰富，外层膜纤维多。

4)成熟卵泡(mature follicle)：不易见到。卵泡腔更大，颗粒层变薄，卵丘处疏松。卵泡靠近卵巢表面。

5)闭锁卵泡(atretic follicle)：可发生在各个阶段，其特点是卵母细胞退化，卵泡细胞排列散乱。核固缩，透明带塌陷卷曲。卵泡腔中出现脱落解体的细胞、中性粒细胞、巨噬细胞等。次级卵泡闭锁后，卵泡膜内层细胞增大，被结缔组织分隔成上皮样细胞团，称间质腺(人类的间质腺不发达)。

6)黄体(corpus luteum)：外有结缔组织包被，内有两种黄体细胞。其中，颗粒黄体细胞(granulosa lutein cell)占黄体大部分，细胞大，着色较浅；膜黄体细胞(theca lutein cell)位于黄体周边，及以条索状伸入的结缔组织和血管周边，细胞小，核较深，质较浅。

2. 输卵管 (oviduct)(人，HE 染色)

(1)肉眼：卵圆形，中间染色较深的是黏膜。

(2)低倍：黏膜皱襞明显，上皮为单层柱状，肌层是内环外纵的平滑肌，外膜是浆膜。

(3)高倍：黏膜上皮分为两种：一种是染色较浅的纤毛细胞(纤毛有时看不清楚)，另一种是染色较深的分泌细胞。

3. 子宫 (uterus)(人，HE 染色)

(1)肉眼：染为蓝色的一侧为内膜，染为红色的一侧为肌层。

(2)低倍：共分三层结构。

1)内膜：上皮为单层柱状，由富含血管的结缔组织所构成，内含许多梭形或星形的基质细胞，并有许多不规则形子宫腺断面，腺上皮与内膜上皮相同，内膜深层可见数个小动脉切面对称排列，即螺旋动脉。

2）肌膜：很厚，平滑肌纤维束排列方向不一，肌层间结缔组织中有较多的小动、静脉和神经束。

3）浆膜：有些切片未切上或浆膜已脱落。

（3）高倍：观察不同种类的内膜上皮细胞，注意其有无纤毛（请思考其与胃黏膜上皮细胞、小肠黏膜上皮细胞的区别）、子宫腺上皮的结构（注意观察细胞内空泡与细胞核的位置关系）。可见基质细胞呈梭形或星形，细胞核大而圆，细胞质少。

请根据内膜的厚度，上皮的完整性，子宫腺的数量、弯曲程度，腔内分泌物，以及螺旋动脉的分布判断所观察的标本处于月经周期的哪一期。

4. 乳腺（mammary gland）（猫哺乳期，HE 染色）

（1）肉眼：标本为长条形，一侧较红，染成紫色小点的为皮肤，其下染为紫色的区域为乳腺。

（2）低倍：乳腺位于真皮之下，被结缔组织分割成小叶，小叶内有大量腺泡，小叶间几乎无脂肪细胞，含大量的小叶间导管，内有染成淡紫红色的乳汁。

（3）高倍：腺泡由单层立方上皮细胞或柱状上皮细胞围成，细胞质染色浅，或呈空泡状。少数腺泡上皮细胞扁平，染色深（请思考其原因），腔内有分泌物。腺细胞与基膜之间可见肌上皮细胞，核扁平或不规则，染色深。导管腔大，由单层或复层上皮细胞构成。

三、思考讨论题

（1）子宫内膜的结构及其周期性变化如何？与卵巢周期有何关系？

（2）卵巢内分泌雌激素及孕激素的细胞有哪些？

实验十九　胚　胎　学

胚胎学是研究个体发生和发展规律的学科。胚胎学实验是了解胚胎演变的重要手段之一。实验课中以观察胚胎模型为主，辅以胚胎发育录像、视频、照片和胚胎实物标本讲解。

第一部分　胚胎学总论

一、受精至胚泡形成：第 1 周

模型观察：受精卵（fertilized ovum），卵裂（cleavage），桑葚胚（morula），胚泡（blastocyst）。重点观察滋养层（trophoblast）、内细胞群（inner cell mass）、胚泡腔（blastocyst cavity）和极滋养层（polar trophoblast）等结构。

二、二胚层期：第 2 周

模型观察：

（1）内细胞群的演变：观察上胚层（epiblast）［又称初级外胚层（primary ectoderm）］、下胚层（hypoblast）［又称初级内胚层（primary endoderm）］、卵黄囊（yolk sac）及羊膜腔（amniotic cavity）等结构的来源及演变过程。

（2）胚盘及其演变：观察二胚层胚盘（bilaminar germ disc）、羊膜腔、初级卵黄囊（primary yolk sac）、次级卵黄囊（secondary yolk sac）、体蒂（body stalk）、胚外体壁中胚层（extraembryonic somatopleuric mesoderm）、胚外脏壁中胚层（extraembryonic splanchnopleuric mesoderm）和胚外体腔（extraembryonic coelom）。

三、三胚层期：第 3 周

模型观察：

(一)3 周初人胚

模型从外形可见羊膜(amnion membrane)、卵黄囊、体蒂及突入其内的尿囊(allantois)。除去部分羊膜和卵黄囊，露出胚盘，对胚盘的观察如下所述。

(1)背面观：可见神经板(neural plate)、原结(primitive node)、原窝(primitive pit)和原条(primitive streak)。

(2)腹面观：可见内胚层。

(3)胚体正中纵切面：可见外胚层的神经板、原结、原条，中胚层和脊索，内胚层。脊索的头端可见口咽膜(oropharyngeal membrane)，原条的尾侧可见泄殖腔膜(cloacal membrane)。

(二)3 周末人胚

模型显示胚盘及体蒂，胚盘边缘保留部分羊膜和卵黄囊的壁。

(1)胚盘背面观：可见神经褶(neural fold)、神经沟(neural groove)和尾端的原条。

(2)胚盘腹面观：可见原始消化管(也称原肠)。前肠(foregut)和后肠(hindgut)都很短。

(3)胚体中部横切面：①外胚层：可见体表的外胚层、神经沟、神经褶；②中胚层：可见脊索两侧的体节(somite)、间介中胚层(intermediate meso-derm)、体壁中胚层(somatic mesoderm)和脏壁中胚层(splanchnic meso-derm)；③内胚层。

四、体节期：第 4 周

模型观察：

(一)4 周初人胚

胚体呈圆柱状，神经沟两侧的神经褶已愈合形成神经管。此时，前后神经孔未闭，可见体节，腹侧出现心膨大，中肠缩小。

胚体正中纵切面可见神经管、脊索、原始消化管、口咽膜、泄殖腔膜、尿囊及心脏。

(二)4 周末人胚

前、后神经孔均闭合，卵黄囊变细，口凹周围出现三对鳃弓，体节明显，约 25 对，心膨大明显。

五、器官发生期：第 5～8 周

模型观察：此期主要特征为胚体呈"C"形，躯干变直，头部逐渐抬起，眼、耳、鼻、颜面逐渐形成，出现上、下肢芽，尾突渐不明显，直至消失；脐带明显；心、肝隆起明显；头颈部逐渐分明；外生殖器已发生，但不能分辨性别。

六、胎儿期：第 9 周至出生

观察胎儿实体瓶装标本。

(1)观察各月正常胎儿甲醛浸渍标本，注意胎儿外形、大小及所见器官的演变。

(2)观察多胎与常见畸形标本，包括联体儿、无脑儿、脊髓脊柱裂、唇裂等的甲醛浸渍标本。

七、胎膜与胎盘

(1)模型观察：观察胎膜，羊膜，卵黄囊，尿囊，脐带(umbilical cord)和绒毛膜(chorion)的模型。观察足月胎盘的形态大小及构造。注意甲醛浸渍标本的羊膜、胎盘、脐带与胎儿之间的关系。

(2)标本观察：观察胎盘，子宫，100 天、110 天和 130 天胎儿，3 月、3.5 月、4 月、5 月、6 月儿和足月儿，双胎的模型。

八、胚胎学教学视频

(1)胚泡形成。

（2）二胚层胚盘及其相关结构。

（3）三胚层胚盘及其相关结构。

（4）第 23 天人胚结构。

（5）第 24 天人胚结构（1）。

（6）第 24 天人胚结构（2）。

第二部分　胚胎学各论

一、颜面的发生

(一)模型观察

1. 4周末人胚

在头部原始口腔(primitive oral carity)周围,可见五个隆起:一个额鼻突(frontonasal process)、左右上颌突(maxillary process)、左右下颌突(mandibular process)。

2. 6周人胚

除上述隆起外,在每个鼻窝(nasal pit)两侧各形成一个内侧鼻突(median nasal process)和一个外侧鼻突(lateral nasal process)。鼻窝下缘与原始口腔以沟相通。

3. 8周人胚

相应的隆起不断地接近,最后合并形成上颌、下颌、人中、鼻尖、鼻梁、颊部等。8周人胚面部初具人形。

(二)常见畸形

1. 唇裂

唇裂(cleft lip)是最常见的先天性颜面畸形,好发于上唇,有时伴有腭裂(cleft palate),多因上颌突与同侧的内侧鼻突未融合所致,故裂沟位于人中外侧。

2. 面斜裂

面斜裂(oblique facial cleft)指裂沟从上唇延伸到眼眶内侧缘。

二、消化系统和呼吸系统的发生

(一)消化系统的发生

人胚发育至第3周末,内胚层在胚体内形成了一条纵行的管道,称为原始消化管。原始消化管上有前肠、中肠和后肠三段。观察前肠头端膨大形成的原始咽及后肠末端的泄殖腔。

1. 模型观察

(1)了解咽囊的位置、数量以及咽囊、鳃弓和鳃沟的关系。

(2)掌握中耳、鼓膜、咽鼓管、胸腺和甲状旁腺的始基、发生部位及演变过程。

(3)在原始咽底壁正中线,相当于第1对咽囊的平面上,可见甲状舌管。

(4)原始消化管包括前肠、中肠和后肠的演变,掌握肠袢及肠的旋转。

(5)肝与胰的发生。

1)5周:在前肠可见肝憩室分化形成的肝和胆囊,还可看到腹胰及背胰。

2)6周和7周:因消化管的转动和管壁的不均匀生长,腹胰和背胰越来越接近。出生前:腹胰与背胰合为一体。

2. 常见畸形

(1)脐粪瘘:卵黄蒂未闭,回肠与脐之间以管道相通。生后可见脐部有粪溢出。

(2)回肠憩室:又称麦克尔憩室,是由于卵黄蒂退化不全引起的肠壁上盲囊。

(3)肛门闭锁:由于肛膜未破或肛凹未能与直肠末端相通引起的肛门闭锁。

(二)呼吸系统的发生

1. 模型观察

在原始消化管模型上,原始咽的底部,可见气管与肺芽。左右肺芽分别形成左右支气管及左右肺。

2. 常见畸形

甲状舌管囊肿为甲状腺发生中常见的畸形,多因甲状舌管退化不完全,致使残余部分产生了囊肿。

三、泌尿系统和生殖系统的发生

(一)泌尿系统发生

1. 模型观察

(1)5 周人胚胚体后半部：除神经管、背主动脉和后主静脉外，还可见一对发育着的中肾(请思考其来源于哪个胚层)。横切面上可见中肾管(请思考其与前肾管有什么关系)、中肾小管、肾小囊及背主动脉分支形成的血管球。中肾管尾端入泄殖腔。输尿管芽已分化为输尿管、肾盂、肾盏和集合小管(肾单位来源于什么组织)。输尿管仍与中肾管末端相连。

(2)6 周人胚胚体后半部：泄殖腔头端已被尿直肠隔分成两部分，腹侧的尿生殖窦有中肾管与输尿管进入。

(3)8 周人胚胚体后半部：尿直肠隔已把泄殖腔和泄殖腔膜彻底分为背、腹两部分；膀胱由尿生殖窦的上段发育形成。此时输尿管与膀胱相连，中肾管则开口于尿生殖窦中段，后下移至尿道起始部。

2. 常见畸形

(1)多囊肾(polycystic kidney)：在肾的组织中有大小不等的囊泡。发生过程中，肾单位和集合小管未接通或本应退化的初期肾单位残留，形成孤立的盲管，分泌物不能排出，导致肾单位盲囊扩大形成囊肿。

(2)马蹄肾(horseshoe kidney)：左右两肾下端连在一起，呈"U"形。

(二)生殖腺及生殖管道的发生

1. 模型观察

(1)6 周人胚胚体后半部：在中肾内侧可见一对梭形隆起，即生殖腺嵴(请思考其来源于哪个胚层)。在中肾管外侧可见一对中肾旁管(又称米勒管)。

(2)8 周人胚胚体后半部：生殖腺嵴明显增大。注意观察中肾管和中肾旁管的起止、走行有何不同，睾丸、中肾管和男性生殖管道之间有什么关系，卵巢、中肾旁管和女性生殖管道有什么关系，阴道起源于何处。

2. 常见畸形

(1)隐睾(cryptorchidism)：睾丸未下降至阴囊，留在腹腔或腹股沟管内。

(2)先天性腹股沟疝(congenital inguinal hernia)：鞘膜腔与腹腔之间的通道没有闭合或闭合不全。

(3)双子宫(double uterus)：因左、右中肾旁管下段未合并所致。

(4)阴道闭锁(vaginal atresia)：因尿生殖窦的窦结节未发育成管道或者阴道口的处女膜未穿孔而致。

(三)外生殖器的发生

1. 模型观察

(1)未分化期(12周前)：了解男性和女性外生殖器发生的原基，包含生殖结节(1个)、尿生殖褶(1对)、阴唇阴囊隆起(1对)。

(2)男性外生殖器的分化。

(3)女性外生殖器的分化。

2. 常见畸形

尿道下裂为男性外生殖器常见畸形，分析其成因。

四、循环系统的发生

(一)心脏发生的外形演变

模型观察：

(1)18天(或19天)人胚心脏矢状面：在口咽膜头侧可见心脏原基，包含生心索及围心腔。

(2)25天人胚心脏：心脏转到咽的腹侧。

(3)3~5周人胚心脏：模型显示了心脏发生的外形演变。区分心球、心室、心房和静脉窦各段，注意各段的相互位置变化。

(二)心脏内部分隔

1. 模型观察

(1)5周人胚心脏：先看外形，区分心球、心室、心房和静脉窦。房室管分隔：可见房室管的腹侧壁和背侧壁正中线上各形成一个心内膜垫；心球和动脉干的分隔：可见两个相互对应螺旋走行的心球嵴。

(2)7周人胚心脏：心房分隔：可见第一房间隔及第一房间孔和第二房间

孔，第二房间隔和卵圆孔；心室分隔：肌性室间隔已形成，膜性室间隔尚未形成。

（3）8 周人胚心脏：可见二尖瓣、三尖瓣及完整的室间隔（请思考膜性室间隔的起源）。

（4）静脉窦的演变：从 5 周、7 周和 8 周人胚心脏模型来观察静脉窦的演变。

（5）出生前的心脏：外形及内部结构与成体心脏大致相似，但可见未闭的卵圆孔。

2. 常见畸形

（1）房间隔缺损（atrial septal defect）：缺损程度不同，但都使左右心房相通。

（2）室间隔缺损（ventricular septal defect）：常见为膜性室间隔缺损，多伴有心球嵴分隔异常。

（3）法洛四联症（tetralogy of Fallot）：表现为肺动脉狭窄、室间隔缺损、主动脉骑跨、右心室肥大。

五、畸形学

（1）标本观察，包括无脑儿（并发梅毒感染），脊髓脊柱裂，唇裂，肛门闭锁，独眼吻状鼻，双头、头胸联体和水泡状胎块等。

（2）复习上述畸形发生的可能性遗传和环境因素，知晓预防措施和科普教育的意义。

六、视频

（1）心脏内部的分隔。

（2）颜面的发生。

七、思考讨论题

（1）结合模型说明颜面各部分的由来及演变。

（2）结合颜面畸形的模型，分析面斜裂产生的原因。

（3）试分析甲状舌管怎样演化为甲状腺。

（4）呼吸系统是怎样形成的？内胚层演变形成消化系统和呼吸系统各器官的什么结构？消化系统和呼吸系统的其余结构来自何处？

（5）尿生殖窦的中段和末段在男性和女性是如何演变的？结合实验室模型和图解，从发生的时间、顺序及原基部位说明生肾索和泄殖腔如何演变为泌尿系统的各个器官。

（6）心脏发生第 25 天，生心索发生了什么变化？生心索和围心腔的相互位置有什么变化？

（7）在第 5 周、第 7 周和第 8 周人胚心脏静脉窦的演变中，为什么静脉窦的右角变大而左角萎缩退化？

（8）原始生殖细胞的起源以及其迁入生殖腺嵴的过程是什么？

（9）根据胎儿心脏及其他结构特点，分析胎儿血液循环的特点、径路。出生后为什么会发生变化？主要变化有哪些？

（10）法洛四联症形成的主要原因是什么？

参考文献

[1]李和，李继承. 组织学与胚胎学［M］. 3 版. 北京：人民卫生出版社，2015.

[2]石玉秀. 组织学与胚胎学实验教程［M］. 3 版. 北京：高等教育出版社，2018.

[3]石玉秀. 组织学与胚胎学［M］. 3 版. 北京：高等教育出版社，2018.

[4]周劲松，寇博. Color Atlas of Concise Histology［M］. 西安：西安交通大学出版社，2020.

[5]周劲松，董炜疆. Histology Lab Guidance［M］. 西安：西安交通大学出版社，2020.

[6]SADLER T W. Langman's Medical Embryology［M］. 14th edition. Philadelphia：Lippincott Williams & Wilkins，2018.

彩　　图

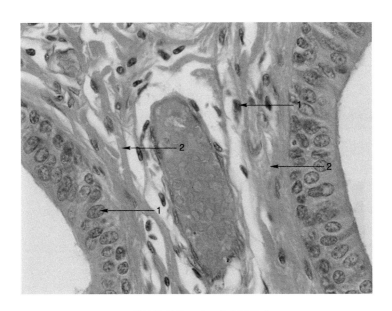

1. 嗜碱性结构；2. 嗜酸性结构。

图 1-1　下颌下腺(人，×100，HE 染色)

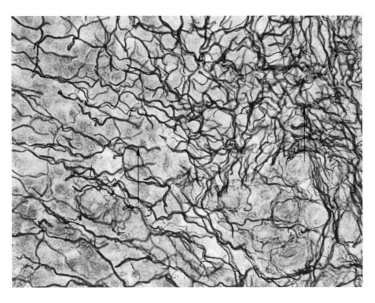

箭头显示嗜银网状纤维。

图 1-2　脾(家兔，×100，银染色)

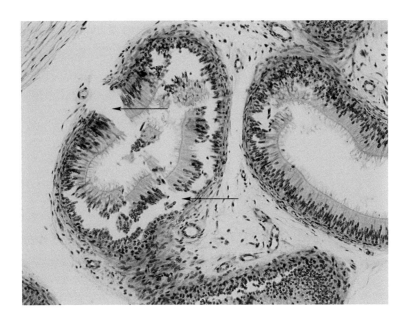

箭头表示组织裂纹。

图 1-3　附睾(人，×20，HE 染色)

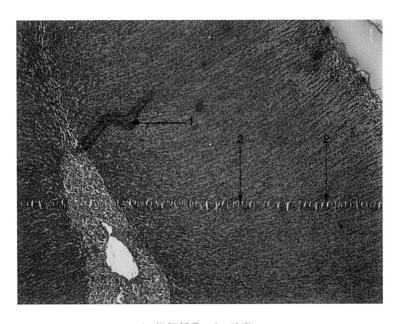

1. 组织折叠；2. 刀痕。

图 1-4　肾上腺(人，×20，HE 染色)

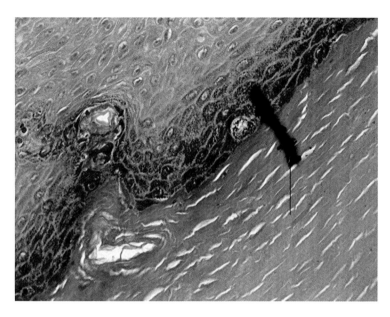

箭头表示人为污染。

图 1-5　皮肤(人手指，×40，HE 染色)

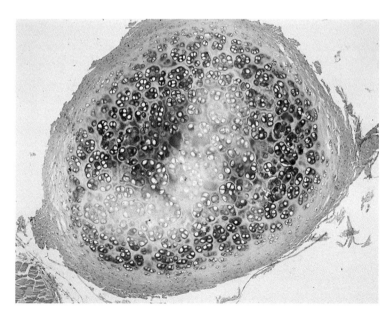

图 1-6　透明软骨(兔，×10，HE 染色)

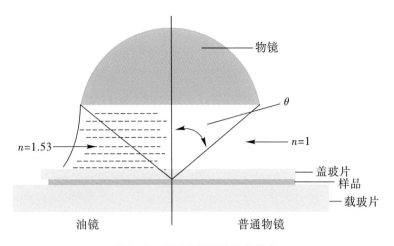

图 1-8　不同介质下物镜分辨率

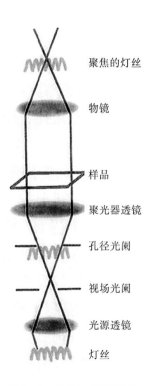

图 1-9　Kohler 照明理论

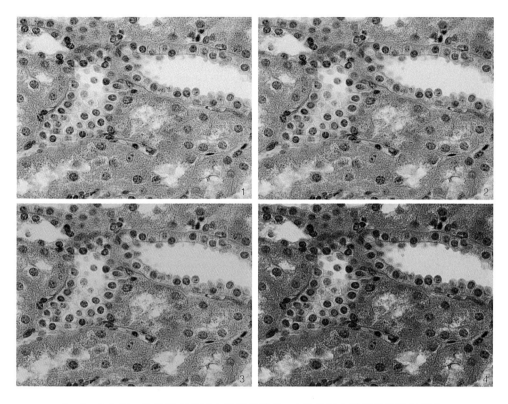

1、2、3 为同一结构没有经过白平衡的颜色，4 为经过白平衡后的真实颜色。

图 1-10　肾(小鼠，×40，HE 染色)

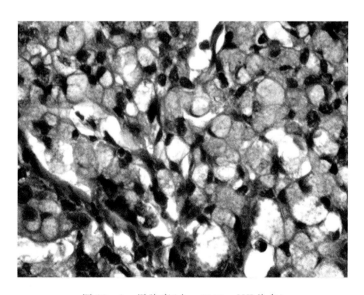

图 13-1　胃腺癌(人，×40，HE 染色)

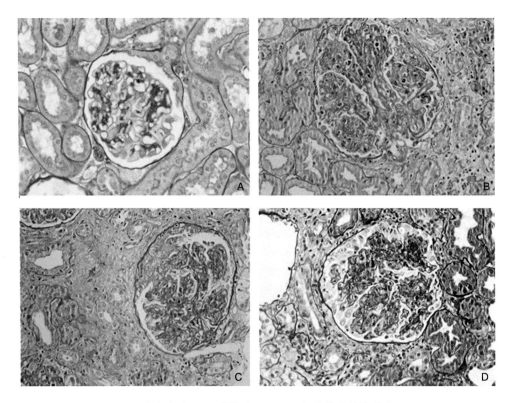

A. 正常肾小球；B. 膜增殖；C、D. 细胞性半月体形成。

图 16-1　肾脏穿刺活检(×400，A、B、C. PAS染色；D. PASM染色)